FINC

BRIGITTE MAUERMANN

FINGERNAGEL PROFI

Dieses Buch wurde empfohlen durch die Firma:

Herstellung und Verlag:
Books on Demand GmbH, Norderstedt
© 2006 Brigitte Mauermann
Alle Rechte vorbehalten. Ohne ausdrückliche Genehmigung der Autorin ist es nicht gestattet, Texte (auch auszugsweise) oder Fotos aus dieser Schrift zu vervielfältigen oder für Vorträge zu verwenden.

Autorin: Brigitte Mauermann
Grafik & Design: Albert Frühbeis
Textverarbeitung: Solveig Hutans
ISBN: 3-8334-627-1
    978-3-8334-627-2
Druck 9/2006

> Das 3. Fachbuch von Brigitte Mauermann:
> bekannt von den Fachbüchern „Leitfaden der Fingernagelkosmetik 1 und 2"

Vorwort

Brigitte Mauermann zählt zu den Pionierarbeiterinnen der Fingernagelkosmetik. Durch fast 30 Jahre praktische Erfahrung, der Ausbildung vieler verschiedener Techniken und Besuche zahlreicher Schulen und Seminare verfügt sie über ein sehr großes Fachwissen.

Sie hat einen Abschluss als Dermazeutikerin erworben. Zudem bildet Frau Mauermann selbst seit vielen Jahren Nail Designer aus. Bereits 1991 und 1998 veröffentlichte sie Fachbücher zur Fingernagelkosmetik.

Das nun vorliegende dritte Fachbuch **„Fingernagel-Profi"** ist für fast jede Fingernagelmodellistin ein Gewinn und gibt viele interessante und wichtige Tipps zur Arbeit in diesem Beruf.

Gepflegte Hände und Fingernägel sind ein Bestandteil eines schönen Erscheinungsbildes eines Menschen.

-VERZEICHNIS-

Impressum
Vorwort

1.	Fingernagelkosmetik – Einführung	S. 11
2.	Bedeutung der Hände	S. 14
	Fingernägel: Aufbau, Wachstum,	S. 15
	Krankheiten & Mißbildungen	
3.	Anatomie des Fingernagels – Aufbau und Wachstum	S. 15
4.	Mißbildungen & Krankheiten	S. 18

- Wenn Pilze unter den Nagel gehen — S. 18
- Schimmelpilze — S. 19
- Blutergüsse unter den Nägeln (Hämatome) — S. 19
- Gelbliche Verfärbungen der Naturnägel — S. 19
- Spaltenbildung des Nagels — S. 20
- Längsrillen des Nagels — S. 20
- Querrillen des Nagels — S. 20
- Brachyonchie – Rakettnägel — S. 21
- Nagelbettentzündung — S. 21
- Nagelsymptome durch bestimmte Krankheiten — S. 22
- Schuppenflechte — S. 23
- Nagelkauer — S. 24
- Behandlungsvorschlag für Nagelkauer — S. 25

	Pflege der Hände & Die Verschönerung von natürlichen Fingernägeln	S. 27
5.	Handmasken	S. 27
6.	Handpeeling	S. 27
7.	Samtweiche Hände – Pflegen von Händen mit einem Paraffinbad	S. 29
8.	Handmassage	S. 30
9.	Gymnastik für die Hände	S. 32
10.	Die Hände verraten das Alter	S. 33
11.	Anti-Falten-Strategie	S. 33
12.	Was Fingernägel schöner macht	S. 34
13.	Naturnägel richtig pflegen	S. 35
14.	Trockene und brüchige Nägel	S. 35
15.	Die Maniküre	S. 36
16.	Der gepflegte Mann von heute	S. 38
	Die Arbeit mit künstlichen Fingernägeln: Nagelmodellage und Nail Art	S. 41
17.	Verstärken von Naturnägeln	S. 41
18.	Sinn der Fingernagelverlängerung- oder Verstärkung	S. 41
19.	Arbeitsanleitung – Nageltipps	S. 42
20.	Arbeitsanleitung – Kristallnägel	S. 44
	▪ Checkliste Arbeitsmaterial	S. 44
	▪ Arbeitsanleitung	S. 44
21.	Arbeitsanleitung – lichthärtende Methode /Gel-System	S. 45
	▪ Checkliste Arbeitsmaterial	S. 45
	▪ Arbeitsanleitung	S. 46
	▪ Auffüllen Gel-Technik	S. 47
22.	Arbeitsanleitung – Fingernagelmodellage (Pulver & Liquid)	S. 48
	▪ Checkliste Arbeitsmaterial	S. 48
	▪ Arbeitsanleitung	S. 49
23.	Arbeitsanleitung Fiberglas- und Seidennägel	S. 50
	▪ Checkliste Arbeitsmaterial	S. 50
	▪ Arbeitsanleitung	S. 51
	▪ Verstärkung oder Auffüllen mit Seide oder Fiberglas	S. 53
24.	Abnahme der Kunstnägel	S. 56

25.	Lacken leicht gemacht	S. 57
26.	Richtige Lackfarbenauswahl für Ihre Kunden	S. 57
27.	Perfektes Nagelstyling für besondere Anlässe	S. 59
28.	Nail Art – Grundausstattung	S. 60
29.	Airbrush	S. 61
	Führen eines eigenen Studios	S. 63
30.	Das eigene Geschäft – der Weg in die Selbständigkeit	S. 63
31.	Welche Frauen machen Karriere im Kosmetikberuf	S. 69
32.	Sicherheit durch Wissen – die Ausbildung	S. 71
33.	Was bedeutet einer guten Kosmetikerin oder Fingernagelmodellistin ihr Erfolg	S. 72
34.	Der Schlüssel zum Erfolg	S. 73
35.	Richtige Möbel, richtiges Licht!	S. 74
36.	Terminplanung mit guten Tipps!	S. 77
37.	Gründe für das Anlegen von Karteikarten	S. 79
38.	Umsatz- und Gewinnberechnung	S. 81
39.	Einkauf und Vorrat	S. 83
40.	Was können Sie Ihren Kunden verkaufen (Argumentation)	S. 84
41.	Werbung und Werbemittel	S. 87
42.	Aufwertung und Verbesserung der Behandlungen	S. 89
43.	Das unterscheidet Sie von anderen	S. 89

	Der Richtige Umgang mit Ihren Kunden	S. 91
44.	Die 10 goldenen Regeln in Ihrem Studio	S. 91
45.	Kommunikation & Umgang mit dem Kunden	S. 92
46.	So gewinnen Sie die Sympathie des Kunden im Nu!	S. 93
47.	Stellen Sie sich vor, Sie wären Kundin in Ihrem eigenen Studio…	S. 94
48.	Richtiges Verhalten am Telefon	S. 95
49.	Verkaufen leicht gemacht	S. 96
50.	Mit der richtigen Gesprächstechnik Kunden überzeugen	S. 96
51.	Umgang mit Reklamationen	S. 98
52.	Reklamation bei künstlichen Nägeln - die Schuld bei nicht fachgerechter Arbeit zeigt sich, wenn…	S. 100
53.	Reklamation bei künstlichen Nägeln - die Kundin hat selbst Schuld, wenn…	S. 101
	Wissenswertes	S. 103
54.	Allergien	S. 103
55.	Hygiene & Desinfektion	S. 104

1. Fingernagelkosmetik – Einführung

Nail Designer ist ein lukrativer Handwerksberuf. Handwerkliches Geschick, Formgefühl und Ästhetik sind jedoch wichtige Voraussetzungen. Mit dem im Kurs Erlernten hat man nur das nötige Fachwissen, jetzt heißt es viel zu üben, denn „Übung macht den Meister". Weiterbildungen sind unerlässlich, aber auch ein gewisses Feingefühl im Umgang mit den Kunden ist notwendig. Die Kunden sollen ja zufrieden gestellt werden, damit sie die Nacharbeitungstermine nicht anderswo wahrnehmen. Mundpropaganda ist die beste Werbung.

Das Geheimnis, im Beruf erfolgreich zu sein:

- Fachliche Kompetenz
- Das eigene äußere Erscheinungsbild
- Auf den Kunden eingehen und zuhören können
- Eigene Probleme nicht erwähnen

→ **Für den ersten Eindruck gibt es keine zweite Chance!**

Wie sollten Sie als Nail Designerin aussehen:

- Gepflegtes Tages-Make up
- Hairstyling- und Farbe zu Ihrem Typ passend
- Die Kleidung sollte nicht zu knallig oder flippig, sondern seriös und dabei trotzdem modern sein
- In einem Betrieb mit mehreren Nail Designern ergibt eine schicke Einheitskleidung ein sehr schönes und rundes Bild
- Begegnen Sie Ihren Kunden so wie Sie gerne selbst behandelt werden möchten
- Ihr Fachwissen sollte mehr als nur ein paar Tageskurse umfassen und Ihr Nail Design den Kunden faszinieren

Dieses Buch soll Ihnen ein gutes Überblickswissen zur Fingernagelkosmetik vermitteln und Ihnen zahlreiche Tips an die Hand geben, wie Sie ein professionelles Studio gut führen und richtig mit Ihren Kunden umgehen.

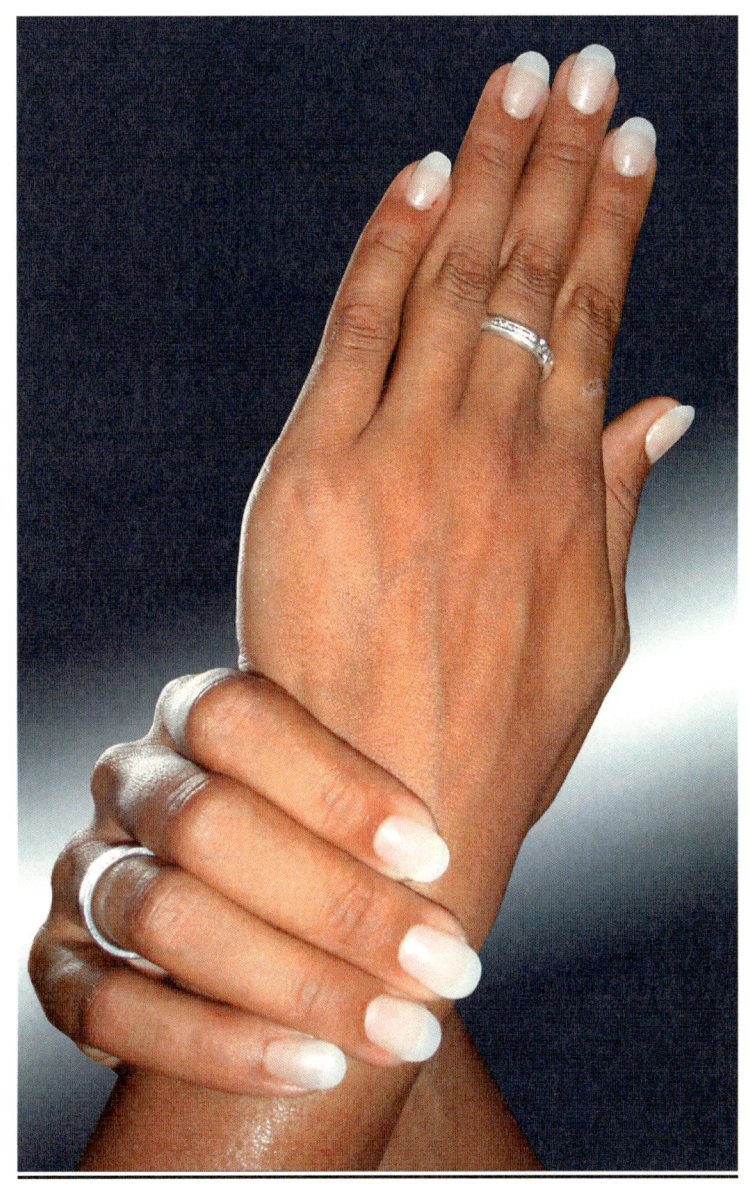

2. Bedeutung der Hände

Körpersprache: in der menschlichen Kommunikation spielen die Hände eine bedeutende Rolle. Schön gepflegte natürliche oder künstliche Fingernägel ergänzen und bereichern die Ausdrucksfähigkeit Ihrer Hände. Bei Körperkontakt können sie beruhigend und anregend wirken. Es ist also verständlich, dass die Fingernagelkosmetik so begeistert aufgenommen wird, denn eine schön gepflegte Hand hebt Ihr Erscheinungsbild und unterstreicht Ihre Persönlichkeit.

Anatomie des Fingernagels

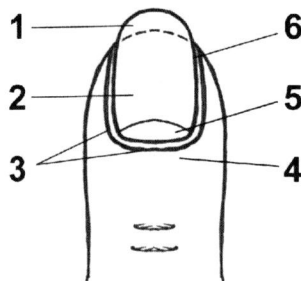

1. Nagelspitze
2. Nagelplatte
3. Nagelwall
4. Nageltasche
5. Lunula (Möndchen)
6. Nagelfalz

Fingernägel: Aufbau, Wachstum, Krankheiten & Mißbildungen

3. Anatomie des Fingernagels – Aufbau und Wachstum

Worauf Sie achten sollten!

In einer guten Ausbildung wird auch die Grundbasis der eigenen Fingernägel erklärt:

Will man als guter Nail Designer arbeiten, sind Wissen und Verständnis von der Anatomie und der Funktion der Hände und Fingernägel von grundlegender Bedeutung.

Man kann erst etwas über einen abnormalen oder veränderten Nagel sagen, wenn man weiß wie ein gesunder und normaler Nagel aussieht und aufgebaut ist.

Der Fingernagel genauer betrachtet hat verschiedene Strukturen (siehe Abb. „Anatomie des Nagels")

Auf einem gesunden, festen Naturnagel hält die Verlängerung oder Verstärkung des Kunstnagels am besten.

Ist die Naturnagelplatte dünn, angegriffen, durchgefeilt, deformiert oder brüchig und weich, kann die Haltbarkeit wesentlich verkürzt werden.

Die Aufgabe der Nail Designer ist es, wenn möglich, dem Kunden zu stabilen und gesunden Naturnägeln zu verhelfen.

Der Nagelaufbau

- Nagelwurzel (Matrix reicht bis zur Lunula)
- Lunula (Möndchen ist heller)
- Nagelbeere (liegt unter der Nagelplatte)
- Der Nagel: eine gewölbte Hornplatte
- Freier Nagelrand

Die Nägel zählen zu den Anhangsgebilden der Haut. Sie steigern das Tastempfinden, das bei zu kurzen (z.B. bei Nagelkauern) oder fehlenden Nägeln eingeschränkt ist. Die Nagelbildung erfolgt durch die Nagelmatrix, die den unteren Teil der Nageltasche von ihrem Ende bis zur Lunula einnimmt. Die Nagelplatte ist bis zum Hyponychium fest verbunden. (Hyponychium ist der Epidermisbereich zwischen Nagelbett und Fingerbeere)

Die Fingernageloberfläche ist glatt und hat ein rosafarbenes Aussehen. Nur der ca. 2 mm unter der Kutikla (Nagelhaut) hervorragende Halbmond, die Lunula ist weißlich. Aus dem schichtförmigen Nagelaufbau mit einem härteren oberen Teil und einem weicheren unteren Teil ergeben sich funktionell besonders günstige Eigenschaften. Es ist insbesondere bei der Vorbehandlung der Nagelmodellage zu beachten, die Nagelplatte nicht zu feilen, sondern nur mit einer feinen Feile (Körnung 240) glanzfrei zu machen. Die Stärke der Nagelplatte ist unterschiedlich und altersabhängig.

Die Nagelplatte ist ca. 1 mm dick und besteht aus verhorntem (= Weichkeratin und Nagelbettkeratin) und Keratin enthaltenden Zellen.

Der unterschiedliche Faserverlauf stärkt den Nagel. Bei einem gesunden Menschen wächst die Nagelplatte kontinuierlich und wird in der Nagelmatrix gebildet. Das Wachstum der Nagelplatte ist ein Prozess, der viel Sauerstoff und Nährstoffe benötigt. Die Durchblutung, die diese Zufuhr regelt ist deshalb auch sehr gut entwickelt. Sollte ein Sauerstoffmangel auftreten weißt das Nagelbett eine bläuliche statt einer rosa Farbe auf.

Wichtiges Wissen zum Nagelwachstum:

- Das Wachstum des Nagels wird bestimmt durch die Neubildung der Nagelzellen in der Nagelmatrix.
- Das Wachstum der Nägel ist unterschiedlich von 0,5 bis 2 mm pro Woche.
- Schnelleres Wachstum: während einer Schwangerschaft, im Sommer, bei Nagelbeißern und während des Tages
- Langsameres Wachstum: während der Nacht, zu Beginn der Periode, im Alter, im Winter und bei schweren Krankheiten
- Wachstumsstörungen bei einem gesunden Fingernagel können durch Krankheiten, Medikamente, Chemikalien und Giftstoffe ausgelöst werden.

4. Mißbildungen & Krankheiten

Wenn Pilze unter den Nagel gehen

Während Pilzinfektionen auf der nervenreichen Haut und den Schleimhäuten durch Juck- und Brennreiz Anlass zu einem Arztbesuch geben, bleibt ein Pilznagel an der gefühllosen Hornsubstanz lange beschwerdefrei. Der Nagel färbt sich gelblich-marmoriert und löst sich langsam von der Nagelbeere. Beim ersten Anzeichen sollten Sie einen Arzt aufsuchen, der eine Pilzkultur anlegen wird, um sicher zu sein dass es sich um eine Pilzerkrankung handelt. Fast alle Nagelinfektionen werden durch Dermatophyten verursacht. Diese Pilzgattungen sind in der Lage Nagelgewebe anzugreifen. Pilze setzen sich am häufigsten am Vorderrand des Nagels fest, wandern an der Unterseite weiter und infizieren das Nagelbett. Schädigungen der Nägel begünstigen einen Pilzbefall. Besonders betroffen sind alte Menschen, aber auch Hausfrauen und Friseure, die täglich im feuchten Milieu arbeiten.

Ein Pilznagel darf niemals gefeilt werden, da Pilzstaub sehr ansteckend für Sie und Ihre anderen Kunden ist.
Gehen Sie sicher und behandeln Sie nur pilzfreie Nägel.

Schimmelpilze

Wenn Sie künstliche Fingernägel tragen, kann es vorkommen, dass sich diese etwas abliften. Wasser, das zwischen Natur- und Kunstnagel eingedrungen ist, kann nicht verdunsten und dadurch Schimmelpilz auf dem Nagel verursachen. Dieser ist jedoch harmlos. Bei einer grünlichen oder bräunlichen Verfärbung muss der Kunstnagel gelöst und die verfärbte Stelle mit Antisept behandelt werden. Danach kann ein neuer Nagel angefertigt werden. Sichtbar bleibt eine kleine Verfärbung des Naturnagels, die mit der Zeit herauswächst.

Blutergüsse unter den Nägeln (Hämatome)

Der Nagel ist blau bis schwarz verfärbt. Der Kunde kann die Verfärbung gleich nach einer Verletzung sehen. Entweder wächst die dunkel verfärbte Stelle langsam wieder heraus oder die Verfärbung selber geht wieder weg. Bei einer schlimmen Verletzung kann sich auch der Nagel lösen, anschließend wächst in der Regel ein neuer, gesunder Nagel nach.

Gelbliche Verfärbungen der Naturnägel

Am häufigsten sind gelb verfärbte Nägel bei Rauchern zu finden. Aber auch durch Krankheiten, wie z.B. im Fall von Aids sind Verfärbungen möglich.

Sehr häufig werden die Nägel aber auch durch Nagellackentferner angegriffen, dann ist der Isolationsfilm des Naturnagels nicht mehr in Ordnung. In diesem Fall sollten Sie unbedingt einen Nagelhärter

(Nailbuilder), Unterlack oder einen Rillenfüller auftragen, so wird der Naturnagel vor Verfärbungen geschützt. Bei Bedarf kann jetzt mit einem farbigen Lack weiter lackiert werden. Um lange Freude an den lackierten Nägeln zu haben, sollten Sie anschließend noch einen Überlack (Top Coat) verwenden.

Spaltenbildung des Nagels

Ursache ist eine fehlerhafte Verhornung der Nagelsubstanz. Die Schädigung geht meist von der Nagelmatrix aus und wächst nach oben.
Eine Behandlung ist möglich. Verstärkungen mit künstlicher Nagelspitze, Seiden- und Fiberglasgewebe haben sich als sehr gut erwiesen.

Längsrillen im Nagel

Eine Verschönerung ist möglich. Es empfiehlt sich das Überziehen des Nagels mit Einkomponenten-Gel, Seide, Fiberglas, Acryl oder Kristall.

Querrillen im Nagel

Sie werden häufig als Wachstumsstörungen des Nagels durch lokale Störungen oder Krankheiten hervorgerufen. Zur Verschönerung empfehlen sich alle herkömmlichen Methoden.

Brachyonchie – Rakettnägel

Die Entwicklungsstörung kommt überwiegend bei den Daumennägeln vor.
Eine operative Korrektur ist möglich. Es genügt jedoch oft die Verlängerung mit einer künstlichen Spitze, welche ziemlich weit am Nagelende aufgesetzt wird. Der Rest des Nagels sollte mit Fiberglas, Seide oder Gel verstärkt werden.

Nagelbettentzündung

Falsche Nagelpflege ist häufig Schuld an einer schmerzhaft eitrigen Nagelbettentzündung. Zuviel Nagelhaut wird abgeschnitten oder so weit zurückgeschoben, dass eine Verletzung entsteht und Krankheitserreger ins Nagelbett eindringen können. Eine Vereiterung oder starke Entzündung im Nagelmondbereich kann zu Wachstumsstörungen des Nagels führen.

Zu einer bakteriellen Infektion oder Vereiterung kann es auch durch falsche Nagelpflege kommen, unter anderem wenn die Ecken zu tief geschnitten oder gefeilt wurden. Das betrifft auch die Fußnägel.

Nagelsymptome durch bestimmte Krankheiten

Veränderung der Fingernägel in Farbe und Form sind häufige Krankheitssymptome.

Beispiele:

Herz-Lungen-Erkrankungen, Anämie	**Uhrglasnägel**
Kreislaufstörungen, diab. Gefäßkrankheit	**Brüchige Nägel**
Perniziöse Anämie	**Pigmentierungen der Nägel**
Chronische Nierenkrankheiten	**Weiße Querstreifen**
Übersäuerung des Organismus	**Weiße Flecken**
Infektion, z.B. Grippe od. Scharlach	**Querfurchenbildung**
Störungen des Dickdarms	**Längsrillen**

Schuppenflechte

Von Schuppenflechte befallene Nägel lösen sich von der Nagelbeere und zeigen ein ähnliches Aussehen wie bei einem Nagelpilz. Die Kundin kann bei einer leichten Form der Krankheit Seiden- oder Fiberglasnägel erhalten. Es empfiehlt sich täglich Nagelöl auf den Nagel und unter die Nagelspitze zu geben.

Anmerkungen:

Krankhafte Prozesse, wie zum Beispiel Infektionen, Tumore und Nagelpilzerkrankungen sollten unbedingt von einem Arzt behandelt werden.

Angeborene Fehlbildungen oder erworbene Störungen der Nagelplatte können sehr gut mit Nagelmodellage verschönert werden.

Nagelkauer

Ein sehr häufiges Problem für Männer wie für Frauen. Meist dient es als Ersatzbefriedigung und beginnt oft schon im Kindesalter. Nur wenige können ohne fremde Hilfe wieder aufhören. Bei schweren Fällen kann es zu Wulstbildung am oberen Fingerkuppenrand oder sogar zum Verlust der gesamten Nagelplatte kommen.

Sichere und sofortige Hilfe kann man mit künstlichen Nägeln erreichen!

Nagelkauer kauen nur an eigenen Nägeln. Am Anfang sollte man die Nägel nicht länger als bis zur Fingerkuppe tragen. Geht ein Nagel kaputt, kann der Betroffene ihn selber mit Nagelkleber festigen oder ein Pflaster über den Nagel kleben. Eine baldige Behandlung im Nagelstudio ist anzuraten, ansonsten muss ca. alle 2-3 Wochen nachgefüllt werden.

Für die Heimbehandlung von kleinen Reparaturen der Nägel ist folgendes notwendig: Lackentferner (säure- und acetonfrei), zwei Feilen, eine zum Kürzen der Nägel und eine zum etwaigen Nachfeilen der Übergänge. Ein Kleber für Reparaturen, ein Nagelöl, Lack und Überlack.

Es ist davon auszugehen, dass künstliche Nägel mindestens drei Monate (vom letzen Kauen ab gerechnet) getragen werden müssen. Bei vorzeitigem Abnehmen der Nägel besteht die Gefahr eines Rückfalls. Nagelkauer haben eine realistische Chance von dieser Sucht befreit zu werden. Bei Kindern sollte es die Mutter mit 1-2 x Maniküre pro Woche, Geduld und sehr viel Liebe versuchen. Mit Strenge erreicht man nichts, meistens wird es dann nur noch schlimmer.

Behandlungsvorschlag für Nagelkauer (bei zum Teil fehlender Nagelplatte)

- Nägel mit einer feinen Feile (Körnung 240) mattieren, bis keine glänzenden Stellen mehr zu sehen sind.
- Die Nägel mit Primer befeuchten und trocknen lassen.
- Rotmarder-Pinsel in Liquid eintauchen, abstreifen und mit der Pinselspitze im Pulver ein Kügelchen formen. Zwischen Nagel und Nagelwulst das Kügelchen legen und andrücken. Etwas über den eigenen Nagel ziehen und nicht über die Nagelwulst modellieren. Nach ca. 3 bis 5 Minuten ist der Nagel getrocknet und wird mit einer Feile (Körnung 180) glatt gefeilt.
- Tips aufkleben und auf die gewünschte Länge kürzen, in Form feilen und den Übergang zum Naturnagel flach feilen (Körnung der Feile 100/180). Mit einem Buffer nachglätten und dann mit dem Pinsel entstauben.
- Seide oder Fiberglasgewebe zuschneiden, vom Papier lösen und mit der Klebeschicht auf dem Nagel platzieren (ca. 1-1,5 mm Abstand zur Nagelhaut). Wenn nötig korrigieren und fest andrücken.
- In der Mitte des Nagels mit Fiberglaskleber einen kleinen Längsstreifen ziehen und mit

einem runden Zahnstocher gleichmäßig verteilen. Bitte achten Sie darauf, dass der Kleber nicht an die Nagelhaut gelangt. Aus ca. 20 cm Entfernung den Nagel mit Aktivator besprühen. Diesen Vorgang zweimal wiederholen.

- Mit dem Manikür-Fräser überschüssige Nagelhaut entfernen (Nagelhaut ist zum Schutz des Nagelbetts da und darf niemals ganz entfernt werden).

- Mit einer feinen Feile (Körnung 100/180) ohne Druck den Nagel glanz- und übergangslos feilen. Mit einem Buffer nachglätten und anschließend mit einer Polierfeile polieren.

- Falls Kleberreste unter der Nagelspitze sind, sind diese mit dem Manikür-Fräser (Einsatz Diamantschleifer) zu entfernen.

- Reichlich Nagelöl auf den Nagel auftragen und einmassieren. Mit einem Tupfer abwischen und anschließend lacken.

Kinder nicht unter 12 Jahren behandeln! Der Nagel muss für diese Behandlung gut entwickelt sein – nur bei einer ausreichenden Nagelgröße kann der künstliche Nagel richtig halten!

Pflege der Hände & Verschönerung von natürlichen Fingernägeln

5. Handmasken

Die Pflege der Hände hängt eng mit der Pflege der Fingernägel zusammen. Um ein schönes Gesamtbild zu erreichen ist es wichtig, dass die Haut der Hände gepflegt und zart aussieht. Häufig erhalten unsere Hände nicht die Aufmerksamkeit, die sie verdient haben. Ungepflegte Haut und beanspruchte Nägel können sich negativ auf unser gesamtes Wohlbefinden auswirken. Schön gepflegte Hände hingegen sind ein attraktiver Blickfang und verleihen eine besondere und positive Ausstrahlung. Nehmen Sie sich die Zeit für ein Verwöhnprogramm: Paraffinhandbäder (s. S. 26), Handpeelings und Crememasken verschönern und pflegen die Hände und tragen zur Entspannung bei.

6. Handpeeling

Handpeelings sind ein Pflegevergnügen und zaubern in kürzester Zeit samtweiche und glatte Hände. Zuckergranulate oder Kristallsalze peelen die Hände unvergleichlich zart und schenken ihnen ein gepflegtes, verjüngtes Aussehen. Kostbare Öle, die dem Peeling beigemischt werden, sorgen für eine spürbar geschmeidigere Haut, während angenehme Düfte (Zitrone, Orange, Pfirsich oder tropische Früchte) den Kunden umgeben und entspannend wirken.

Sensitives Peeling für sensible Haut

Peelinggranulate aus Zuckerrohr, pflegende Öle aus Jojoba, Süßmandeln und Macadamianüssen verleihen Ihren Händen ein lang anhaltendes, weiches Hautgefühl

All in one Manicure Classic

Peelinggranulat aus Himalaya-Kristallsalz peelt besonders effektiv und ist angereichert mit Ölen aus Jojoba, Mandeln, Trauben- und Aprikosenkernen sowie Duftaromen von exotischen Früchten, Zitrone, Orange oder Pfirsich.

Anwendung von Zucker- oder Salzpeeling

Flasche gut schütteln, bis sich der Zucker bzw. das Salz vollständig mit den Pflegeölen vermischt hat. Anschließend eine kleine Menge auf die Hände geben und einmassieren. Überschüssige Nagelhaut kann dabei durch sanftes Einreiben entfernt werden. Nach der Anwendung die Hände mit warmem Wasser abwaschen.

7. Samtweiche Hände – Pflegen von Händen mit einem Paraffinbad

Paraffinhandpackungen mit verschiedenen Duft- und Pflegestoffen sind aus dem Wellnessbereich nicht mehr wegzudenken. Besonders hautverjüngend, glättend und durchblutungsfördernd wirkt das Paraffinbad. Es wird in den Duftnoten Pfirsich, Citrus, Lavendel und anderen Sorten angeboten. In einem Erwärmungsgerät mit Thermostat und Zeitschaltuhr lässt sich das Paraffinbad für eine Behandlung jederzeit bereit halten. Stellen Sie die Zeitschaltuhr einfach für die Stunden während Ihrer Geschäftszeiten ein. Hier können Sie mit Ihrer Professionalität Ihr Dienstleistungsangebot erweitern und Ihren Umsatz gewinnbringend steigern.

Anwendung:

- Desinfizieren Sie die Hände und wischen Sie sie dann sorgfältig mit einem Papierhandtuch ab.

- Tragen Sie z.B. Collagenmilch oder ein ähnliches Pflegeprodukt auf und massieren sie diese vollständig ein.

- Tauchen Sie die Hände 2-3x bis zum Handgelenk in das Paraffinbad, bis eine dicke Schicht auf den Händen entstanden ist.

- Anschließend streifen Sie einen Folienhandschuh über. Alternativ kann auch eine Frischhaltefolie dazu benutzt werden.

- Ziehen Sie einen Frotteehandschuh, wenn möglich mit Klettverschluß darüber und lassen die Packung 10 bis 15 Minuten einziehen.
- Entfernen Sie den Handschuh. Anschließend die Folie mit Paraffin von der Hand ziehen und entsorgen.

8. Handmassage

Eine schöne Handmassage unterstützt die Pflege der Hände und sorgt für Entspannung.
Die Technik, die ich anwende ist eine japanische Druckpunktmassage, die eine lange und erfolgreiche Tradition hat. Diese Massage ist so entspannend, dass man sie auch ideal bei Kopfschmerzen oder zur allgemeinen Entspannung anwenden kann.
Nach einer Nagelmodellage sollte man die Hände waschen oder entstauben (ebenso den Arbeitstisch). Im Anschluss an die Maniküre führt man die Massage nach dem Polieren der Nägel durch.
Schön ist vor der Massage auch noch die Anwendung eines Peelings.

- Tragen Sie eine Handcreme oder Crememaske auf.
- Beginnen Sie vom Handgelenk aus kreisförmig zu massieren (im Uhrzeigersinn).
- Beginnend an der Wurzel jeden Fingers kreisförmig mit dem Daumen bis zum Handgelenk.
- Die gleichen Stellen mit dem Daumen ausstreichen.

- Massieren Sie mit Daumen und Zeigefinger im weichen Teil zwischen den Fingern (sehr gut gegen Kopfschmerzen).
- Jeden Finger mit Daumen und Zeigefinger von der Fingerwurzel an bis zur Fingerkuppe massieren.
- Klemmen Sie die einzelnen Finger der Kundin zwischen Ihren Mittel- und Zeigefinger und ziehen sie ihn mit leichtem Druck durch.
- Kneten Sie mit Ihrem Handballen den Handrücken der Kundin. Anschließend wandern Sie mit Daumen und Zeigefinger zu den Ballen Ihrer Kundin, kneten und massieren Sie ihn.
- Massieren Sie den Shiatsu-Punkt mit den Daumen (Mitte der Handinnenfläche).
- Machen Sie Ihre Hand zur Faust – massieren Sie damit den Shiatsu-Punkt der Kundin mit leichtem Druck.
- Massieren Sie den Daumenmuskel ausgiebig.
- Die gleiche Massage unterhalb des kleinen Fingers bis hin zum Handgelenk. Durch die Massage werden mehr Endorphine (Glückshormone) produziert. Diese Neurohormone bewirken, dass man sich besser fühlt und lindern auch Schmerzen.
- Zum Abschluss: legen Sie Ihre Handfläche auf die Ihrer Kundin, um die Energie durchfließen zu lassen (in dieser Zeit sollten Sie der Kundin gute Gedanken schicken).

Kosmetikerinnen dürfen Reflexzonenbehandlungen nur zur Entspannung und Wellness anwenden. Heilmassagen sind Ärzten und Therapeuten vorbehalten.

9. Gymnastik für die Hände

Fitneß für die Hände – mit kleinem Aufwand erzielen Sie eine große Wirkung. Mit diesen Übungen können Sie z.B. gegen kalte Hände ankämpfen, die Durchblutung generell anregen, die Muskeln stärken und insgesamt die Hände beweglicher machen.

- Hände fest zusammenpressen.
- Däumchen drehen (ca. 1 Min.)
- Fingerspitzen gegeneinander drücken.
- Finger zur Faust formen und dann wieder öffnen – 20 Mal.
- Hände kreisen: 10x rechts, 10x links.
- Finger spreizen und wieder zusammenführen.
- Drücken Sie im Wechsel zuerst Ihre Handballen und anschließend Ihre Fingerspitzen aneinander.

Zum Schluss wird der Daumen bei gestreckter Hand in Richtung des kleinen Fingers gestreckt.

10. Die Hände verraten das Alter

Die Zeit der sichtbaren Veränderungen: **_Klimakterium_**
Die Wechseljahre sind ein gravierender Abschnitt im Leben jeder Frau. Das Aussehen und das Wohlbefinden können durch hormonelle Veränderungen beeinflusst werden. Im reifen Alter sollte man den zu Trockenheit neigenden Nägeln und der Haut besondere Pflege zuteil werden lassen. Der Alterungsprozess ist ein biologischer Vorgang, den niemand verhindern kann. Um dem aber etwas entgegenzuwirken, setzt die Kosmetikindustrie heute gezielt Produkte wie zum Beispiel Collagen und Cremes bestehend aus Vitamin A-C und E ein. Fruchtsäurebehandlungen mit anschließender Collagen- und Vitamincremebehandlung sind ein Jungbrunnen für die Hände und wirken gegen Altersflecke

11. Anti-Falten-Strategie

Vitamin A ist für die Funktion des menschlichen Zellgewebes unverzichtbar. Es wirkt hautregenerierend, verbessert die Durchblutung und strafft die Haut. Es verhindert, dass die Haut austrocknet und schützt vor Infektionen. Vitamin E unterstützt die Zellneubildung und fördert die Straffung der Haut, dadurch erhält die Haut ein jugendliches und frisches Aussehen. Vitamin C sorgt für eine gute Durchblutung und ein junges Erscheinungsbild Ihrer Haut. Die Abwehr der Haut wird gestärkt durch Vitamin H-Biotin, Nagel-, Haut- und Haarvitamin.

12. Was Fingernägel schöner macht

Ob sie natürliche oder künstliche Fingernägel haben, entscheidend ist ein gepflegtes und natürliches Aussehen. Um dieses zu erhalten bedarf es regelmäßiger Pflege. Aber genauso wichtig für schöne Fingernägel (Naturnägel) ist die Ernährung. Mineralstoffe und Vitamine, ausgewogen zu sich genommen sind natürliche Schönmacher.

Mein Ernährungs-Tip für Sie:

Nehmen sie folgende Lebensmittel täglich zu sich:

Vollkornbrot, Gemüse, Obst und Gelatine – somit erhält Ihr Körper die wichtigen Vitamine A-B und C.

Auch die geregelte Einnahme von Kieselerde ist ein bewährtes Hilfsmittel zur Festigung Ihrer Naturnägel.

13. Naturnägel richtig pflegen

Naturnägel sollten immer nur in eine Richtung mit einer Sandblattfeile gefeilt werden. Achten Sie darauf, dass Sie niemals nach einem ausgedehnten Bad Ihre aufgeweichten Naturnägel feilen. Dies hat zur Folge, dass die Nägel splittern und sich spalten.

Gehen Sie schonend mit Ihren Nägeln um und meiden Sie direkten Kontakt mit Chemikalien und Haushaltsreinigern. Tragen Sie deshalb bei Hausarbeiten am besten Gummihandschuhe.

Entfernen Sie nur sehr vorsichtig die Nagelhaut, es kann dabei sehr leicht zu Verletzungen und Entzündungen im Nagelbett kommen. Auch sollte nicht die ganze Nagelhaut entfernt werden, da sie ein Schutz der Nagelmatrix ist.

14. Trockene und brüchige Nägel

Kürzen Sie die Nägel mit einer Sandblattfeile. Unerlässlich für die Pflege der Nägel ist die Verwendung von Nagelöl. Es gleicht den Feuchtigkeitsverlust von brüchigen Fingernägeln aus, der Nagel wird wieder elastisch. Festgewachsene Nagelhaut wird nach der Behandlung mit Nagelöl wieder weich und geschmeidig und lässt sich mühelos zurückschieben.

Tragen Sie nun einen Nagelhärter (Nailbuilder) auf, welcher die Nagelplatte verstärkt und schützt.

Wiederholen Sie diesen Vorgang nach einigen Tagen, indem Sie vorher den Nagel mit acetonfreiem Nagellackentferner ablacken. Gönnen Sie sich ruhig auch einmal eine Handmassage mit einer guten Handcreme.

15. Die Maniküre

Die Fingernägel werden in ovaler oder gerader Form gekürzt. Niemals den Fingernagel spitz zufeilen. Mit einem warmen Handbad, dem Sie etwas Pflegemittel zugegeben (Cremeseife oder Öle) wird die Maniküre fortgesetzt. Nach dem Trocknen der Hand schieben Sie die Nagelhaut mit einem Pferdefuß zurück. Nur wenn notwendig, wenn zuviel Nagelhaut vorhanden ist entfernt man diese. Sollte sich kein Handbad anbieten, so verwenden Sie einen Nagelhautentferner, säubern Sie die Nägel mit einem Rosenholzstäbchen oder einer Sonde.

Nach Bedarf kann man nun den Naturnagel mit einer Polierfeile aufpolieren und anschließend mit Nagelöl pflegen. Als besonderen Service am Kunden empfiehlt sich nun eine gute Handmassage. Danach können Sie dem Kunden auf Wunsch die Nägel lackieren. Aber nie den Unterlack vergessen!

Wenn Sie die Maniküre nach Zeitaufwand abrechnen, ist es mit Sicherheit ein Vorteil für Sie.

Reparatur eingerissener Naturnägel

Die Nageloberfläche mit einer Feile (Körnung 240) mattieren. Ein paar Tropfen med. Kleber auf den Riss geben und mit Aktivator besprühen (Abstand ca. 20 cm). Sobald der Kleber getrocknet ist, mit einem Buffer glätten. Seiden- oder Fiberglasgewebe zuschneiden, vom Papier lösen und so anpassen, dass die Nagelverletzung großzügig überklebt ist. Mit dünnflüssigem Kleber das Gewebe nun durchsichtig machen. Anschließend mit med. Nagelkleber den ganzen Nagel bestreichen und mit Aktivator besprühen – 1-2x wiederholen. Mit einem Buffer glätten und dann polieren. Nagelöl auftragen und dieses leicht einmassieren – überschüssiges Öl mit einem Tupfer abwischen.

16. Der gepflegte Mann von heute

Zur gepflegten Männlichkeit gehören nicht nur das perfekte Styling und der passende Duft, sondern ganz wichtig, gepflegte maniküre Hände. In den letzten Jahren hat sich das Bild des Mannes sehr verändert. Er ist offener, sensibler und modebewusster geworden. Immer häufiger sucht er ein Kosmetikstudio auf, genießt Wellness und Pflegebehandlungen.

Exklusive Maniküre für den Herrn:

1. Mit einer warmen, feuchten Kompresse die Hände reinigen.
2. Peeling einmassieren und mit einer feuchten Kompresse wieder abnehmen.
3. Nägel in gerader Form kürzen und die Ecken leicht entfernen.
4. Nagelhaut mit einem Pflegestift oder einem flüssigen Nagelhautentferner einweichen und mit einem Pferdefüßchen zurückschieben.
5. Mit einer Nagelsonde die Nägel reinigen.
6. Mit einer Polierfeile oder einem Polierschwamm die Nägel auf Hochglanz polieren.
7. Nagelöl einmassieren: Nagelöl gibt die richtige Pflege und verhindert ausgetrocknete oder brüchige Nägel.
8. Handmassage
9. Handpackung oder Paraffinbad
   Es stehen mehrere Möglichkeiten zur Verfügung.

A. *Paraffinbad*: Die desinfizierten Hände werden in das ca. 1 Stunde vorgewärmte Paraffinbad mit gespreizten Fingern getaucht. Anschließend die Hände mit Folie umwickeln und dann in Frotteehandschuhe stecken. Einwirkungszeit – ca. 20 Minuten. Dann streifen Sie den Handschuh mit der Folie und dem Paraffin im Ganzen von der Hand. Mit einem Kleenex-Tuch entfernen Sie die überschüssigen Ölreste.

B. *Creme-Packung*: statt Handcreme verwendet man zum Massieren eine Creme-Packung. Anschließend in Folie und Frotteehandschuhe einpacken oder mit einem Kompressentuch umwickeln. 20 Minuten einwirken lassen. Überschüssige Maskenreste mit einem Kleenex-Tuch abnehmen.

Zeige mir Deine Hände und ich sage Dir wer Du bist.

Die Arbeit mit künstlichen Fingernägeln: Nagelmodellage und Nail Art

17. Verstärken von Naturnägeln

Die Nägel des Kunden prüfen und ein beratendes Gespräch führen. Bei extrem weicher Nagelplatte hält die Verstärkung nicht. Es ist daher zu empfehlen, sie mit einem Tip zu stabilisieren. Verstärkungen können mit Fiberglas, Seide, Gel, Pulver und Liquid erfolgen. Die Entscheidung, welche Art von Verstärkung für den Kunden die beste ist, sollte die Fingernagelmodellistin selber treffen.

Verstärkte oder künstliche Fingernägel sind sehr stabil. Bei extremen Belastungen können sie jedoch abbrechen oder einreißen.

18. Sinn der Fingernagelverlängerung- oder Verstärkung

- Künstliche Fingernägel geben Ihren Händen mehr Ausdrucksfähigkeit und fördern Ihr Selbstbewusstsein
- Sofortige Hilfe für Nagelkauer
- Verformungen durch Verletzungen oder Krankheiten können korrigiert werden

19. Arbeitsanleitung – Nageltips

Immer mehr hat sich die Tiptechnik gegenüber dem Modellieren mit Schablone durchgesetzt. Die Tips werden in einer Vielzahl von Formen angeboten – von flach bis stark gebogen oder French Tips.

Tip nennt man die Kunststoffspitze, die 1-2 cm auf die Nagelspitze aufgeklebt wird. Der Tip muss dem Naturnagel genau angepasst werden. Die richtige Auswahl des Tips ist von größter Wichtigkeit, um ein angenehmes Tragen zu ermöglichen. Der Naturnagel muss so in Form gefeilt werden, dass die Einkerbung des Tips beim Aufsetzen regelrecht einrastet. Kleber auf den Tip oder Naturnagel geben und blasen- sowie spannungsfrei aufkleben. Der Tip wird transparent gefeilt, ohne dabei den Naturnagel zu befeilen. Der French Tip muss im Gegensatz zu anderen Tips ca. alle 4-6 Wochen erneuert werden.

Arbeitsanleitung – Tip Verarbeitung

Eine Tip-Nagelverlängerung ist mit allen Nail-Kreationen möglich:

- Naturnagel mattieren (Feile Körnung 240)
- Wählen Sie den richtigen Tip aus
- Geben Sie einen Tropfen Nagelkleber auf die Nagelspitze oder Tipkerbe
- Setzen Sie den Tip auf den Nagel und drücken Sie ihn fest für ca. 1,5 Minuten an.
- Mit einem Cutter Nägel kürzen.
- Mit einer Feile (Körnung 100/180) sowohl den Tip als auch den Übergang in Form feilen.

→ Seitenansicht: jeder geklebte Tip muss die gleiche Neigung haben
Nur so ergibt es ein schönes Gesamterscheinungsbild der Nagelmodellage
→ Der Aufbau des Kunstnagels ist sehr entscheidend für die Haltbarkeit des Nagels. Die C-Kurve, die den Stresspunkt verstärkt muss beim Feilen berücksichtigt werden.

Länge der Fingernägel

Sie haben die Nägel nach den Wünschen Ihrer Kundin gekürzt. Um die genaue Länge zu überprüfen drehen Sie die Handflächen Ihrer Kundin nach oben und sehen wie lang die Nagelspitzen über die Fingerkuppen hinausragen. Bei Bedarf Länge angleichen. Jetzt können Sie die Nagelform und den Übergang feilen.

Schiefe Nägel

Als Fingernagelmodellistin sind Ihnen schief geklebte Tips sicher auch schon vorgekommen. Die beste Lösung: Tips nochmals ablösen und einen neuen Tip kleben. Wenn der Finger krumm ist: hier haben Sie die Möglichkeit mit einem leicht schief angesetzten Tip den Finger optisch zu begradigen.

20. Arbeitsanleitung - Kristallnägel

Checkliste Arbeitsmaterial

- Pferdefüßchen/Rosenholzstäbchen
- Feilen 120/240, 100/180, Buffer und Polierfeile
- Modellierpulver „klar" zur Acrylverarbeitung
- Flüssigkleber/Brush on Resin
- Aktivator
- Tip (bei Nagelverlängerung)
- Nagelöl
- Tupfer (Zelletten)
- Cutter (Nagelknipser)

Arbeitsanleitung

Grundregel: Nie mit eingecremten Händen arbeiten!

1. Die Hände der Kundin und Ihre eigenen vorschriftsmäßig desinfizieren.
2. Die Nägel der Kundin prüfen und ein beratendes Gespräch führen.
3. Die Nagelhaut mit einem Pferdefüßchen zurückschieben.
4. Mattieren Sie die Naturnägel mit einer feinen Feile (Körnung 240) bis keine glänzenden Stellen mehr zu sehen sind.
5. Bei Verlängerung Tip aufkleben.
6. Tragen Sie Brush on Resin oder einen anderen geeigneten Flüssigkleber auf den Nagel auf und achten Sie darauf, dass kein Kleber an die Nagelhaut kommt.
7. Tauchen Sie den Nagel in Modellierpulver ein und klopfen Sie ihn leicht ab.

8. Tragen Sie Brush on Kleber auf den Nagel und besprühen Sie diesen mit Aktivator (in einem Abstand von ca. 20 cm, damit der Nagel nicht heiß wird) – wiederholen Sie diesen Schritt nochmals.
9. Danach wird die Nageloberfläche mit einer Feile und einem Buffer geglättet und mit einer Polierfeile poliert.
10. Nagelöl einmassieren und mit einem Zellstofftupfer abwischen.
11. Lacken

21. Arbeitsanleitung - lichthärtende Methode /Gel-System

Checkliste Arbeitsmaterial

- Cleaner und Alkohol 70-75%
- Haftvermittler oder Haft-Gel
- Pferdefüßchen oder Rosenholzstäbchen
- Feilen (Körnung 100/180 und 120/240), Schleifblock weiß
- Med. Kleber und Kleberspitzen
- Nagel-Tips (verschiedene Formen)
- Cutter (zum Nägel kürzen)
- Gele (Lichthärtungsgele verschiedener Konsistenzen sowie French und Farbgele) ◊
- Lichthärtungsgerät
- Tupfer (Zelletten)
- Gel-Pinsel (Größe 4-6)
- Pinselreiniger

◊ Lichthärtende Kunststoffe – Gele werden in verschiedenen Konsistenzen angeboten:

- Haft-Gel – dünnflüssig: stellt die Verbindung mit dem Naturnagel her
- Modellage-Gel – dickflüssig
- Glanz-Gel: Sealer, Perfect Finish, Abschluss-Gel
- Säurefreie Gele
- Elasto-Gel
- Farb-Gel
- Glitter-Gel
- French-Gel

- **Beachten Sie: von Firma zu Firma werden**
- **unterschiedliche Produkte und Arbeitsanleitungen angeboten.**

Arbeitsanleitung

Grundregel: Nie mit eingecremten Händen arbeiten!

1. Hände desinfizieren!
2. Die Nägel der Kundin prüfen und ein beratendes Gespräch führen.
3. Mattieren Sie die Nägel mit einer feinen Feile (Körnung 240) bis keine glänzenden Stellen mehr zu sehen sind.
4. Tip anpassen. Einen Tropfen Nagelkleber dünn auf dem Nagel verteilen, jedoch nicht an die Nagelhaut bringen! Tip sofort aufkleben.
5. Tips mit einem Cutter auf die gewünschte Länge kürzen, in Form feilen und den Übergang zum Naturnagel flach feilen (Körnung 100/180). Mit einer feineren Feile nachglätten. Mit dem Pinsel entstauben. Haftvermittler nur auf den Naturnagel auftragen – sparsam verwenden.

6. Ein Phasen-Gel mit einem Pinsel dünn auftragen. Nicht an die Nagelhaut arbeiten. Wenn es doch passiert, mit einem Rosenholzstäbchen den Rand reinigen.
7. Hand in den Tunnel der Lampe legen und Zeituhr auf 90 Sekunden einstellen.
8. Die letzten beiden Punkte noch einmal wiederholen (6 & 7)
9. Mit 70% Isopropanol-Alkohol oder Cleaner – je nach dem was für Ihr Gel geeignet – wird die Klebeschicht abgewischt.
10. Sollte der Nagel unebene Stellen aufweisen, so hat man jetzt die Möglichkeit mit einer Feile ausgleichend zu feilen.
11. Die Punkte 6, 7 und 9 nochmals wiederholen. Nagelöl einmassieren. Und nach Wunsch lacken.

Auffüllen - Gel-Technik

1. Hände desinfizieren!
2. Nägel ablacken.
3. Abfeilen aller gelösten Teile und Wiederherstellung der Übergänge.
4. Nägel entstauben.
5. Primer auftragen – kurz trocknen lassen.
6. Erste Gelschicht auftragen – 90 Sekunden im Lichthärtungsgerät aushärten – diesen Vorgang nochmals wiederholen – wenn die gewünschte Stärke erreicht ist, wischen Sie mit Cleaner oder Alkohol die Ausschwitzung ab.
7. Unebene Stelle glatt feilen und entstauben.
8. Glanzschicht auftragen, 90 Sekunden im Lichthärtungsgerät aushärten, mit Alkohol oder Cleaner Ausschwitzung abwischen.

22. Arbeitsanleitung – Fingernagelmodellage (Pulver & Liquid)

Modellage ist die älteste Methode der Gestaltung von Fingernägeln. Sie eignet sich als Nagelverstärkung, ebenso aber auch zur Nagelverlängerung. Empfehlenswert ist diese Vorgehensweise auch bei deformierten oder zum Teil fehlenden Nagelplatten.

Checkliste Arbeitsmaterial – Pulver / Liquid zur Nagelmodellage

- Pferdefüßchen / Rosenholzstäbchen
- Feilen 120/240, 100/180, Buffer & Polierfeile
- Primerstift oder Primerflüssigkeit
- Schablone oder Tips
- Acrylpinsel Rotmarder Größe 4, 6 oder 8
- Dappenglas
- Pulver (klar, pink, weiß oder farbig)
- Flüssigkeit-Liquid
- Tupfer (Zelletten)
- Nagelöl

Arbeitsanleitung

Grundregel: Nie mit eingecremten Händen arbeiten!

1. Die Hände der Kundin und Ihre eigenen vorschriftsmäßig desinfizieren
2. Die Nägel der Kundin prüfen und ein beratendes Gespräch führen.
3. Die Nagelhaut mit einem Pferdefüßchen zurückschieben.
4. Mattieren Sie die Naturnägel mit einer feinen Feile (Körnung 240) bis keine glänzenden Stellen mehr zu sehen sind.
5. Die Nägel mit Primer befeuchten und trocknen lassen.
6. Schablone unter der Nagelspitze ansetzen, links und rechts am Finger andrücken
7. Pinsel in Liquid eintauchen, abstreifen und mit der Pinselspitze im Pulver ein Kügelchen formen. Das Kügelchen auf die Nagelmitte legen und andrücken, dieser Vorgang wird je nach Bedarf wiederholt. Besonders wichtig ist es, die Seiten gut anzudrücken und nicht über das Nagelbett hinaus zu arbeiten. Zwischendurch mit dem Pinsel den Nagel formen. Sollte der Pinsel klebrig werden, ihn in Liquid tauchen und abstreifen.
8. Nach ca. 3 bis 5 Min. ist der Nagel trocken und kann mit einem Buffer oder einer Feile glatt gefeilt werden. Anschließend werden vorhandene Reste unter dem Nagel mit dem Manikür-Fräser ausgeschliffen und das Nagelbett gesäubert. Jetzt kann der Nagel mit einer Polierfeile auf Hochglanz poliert werden.

9. Nagelöl auftragen, leicht massieren, mit einem Tupfer überschüssiges Öl abwischen und lacken.
10. Mit Liquid den Pinsel säubern.

23. Arbeitsanleitung - Fiberglas- und Seidennägel

Die Fiberglas- und Seidentechnik bietet eine ausgezeichnete Möglichkeit zur Verstärkung der Naturnägel bzw. zur Verlängerung der Nägel. Fiberglas und Seide wird durch einen dünnflüssigen Kleber transparent. Mit Sprüh- oder Streichaktivator wird der Kleber getrocknet.

Checkliste Arbeitsmaterial

- Nagellackentferner
- Zellstoffpads
- Pferdefüßchen oder Rosenholzstäbchen
- Feilen (Körnung 100/180 und 120/240), Buffer weiß und Polierblock
- Med. Kleber, Resinkleber oder Nailglue (je nach Firma verschiedene Namen)
- Kleberspitzen
- Nagel-Tips (verschiedene Formen)
- Cutter
- Fiberglasschere oder Storchenschere
- Fiberglas- und Seidengewebe
- Kleberspitzen
- Runde Zahnstocher (gut geeignet zum Verteilen des Klebers)
- Aktivator (zum Trocknen des Klebers)
- Nagelöl

- **Beachten Sie: von Firma zu Firma werden unterschiedliche Arbeitsmaterialien und Anleitungen angeboten.**

Arbeitsanleitung

Grundregel: Nie mit eingecremten Händen arbeiten!

1. Hände desinfizieren!
2. Die Nägel der Kundin prüfen und ein beratendes Gespräch führen.
3. Mattieren Sie die Naturnägel mit einer feinen Feile (Körnung 240) bis keine glänzenden Stellen mehr zu sehen sind.
4. Tip anpassen. Einen Tropfen Nagelkleber dünn auf dem Nagel verteilen, jedoch nicht an die Nagehaut bringen.
5. Tips auf die gewünschte Länge kürzen, in Form feilen und den Übergang zum Naturnagel flach feilen (Körnung der Feile 100/180). Mit einem Buffer nachglätten und dann mit dem Pinsel entstauben.
6. Seiden- oder Fiberglasgewebe zuschneiden, vom Papier lösen und so anpassen, dass innerhalb des Nagelbetts je 1,5 mm frei bleiben. Gewebe auf den Nagel platzieren, wenn nötig korrigieren und fest andrücken.
7. In der Mitte des Nagels mit dünnflüssigem Nailglue einen kleinen Längsstreifen ziehen und mit einem Zahnstocher gleichmäßig verteilen, jedoch nicht auf die Nagelhaut bringen. Aus ca. 20 cm Abstand den Nagel mit Aktivator besprühen. Anschließend mit dickflüssigem

Nagelkleber den gleichen Vorgang 2x wiederholen.
8. Mit dem Manikür-Fräser überschüssige Nagelhaut entfernen (Nagelhaut ist zum Schutz des Nagelbetts da und darf niemals ganz entfernt werden).
9. Mit einer feinen Feile (Körnung 180) den Nagel ohne Druck glatt und glanzlos feilen. Achten Sie auf eine schöne C-Kurve. Mit einem Polierschwamm/Feile auf Hochglanz polieren.
10. Reichlich Nagelöl auf den Nagel auftragen und einmassieren. Mit einem Tupfer abwischen und anschließend lacken.

Verstärkung oder Auffüllen mit Seide oder Fiberglas

Grundregel: Nie mit eingecremten Händen arbeiten!

1. Hände desinfizieren!
2. Die Nägel der Kundin prüfen und ein beratendes Gespräch führen.
3. Den Naturnagel in Form feilen. Mattieren der Naturnägel mit einer feinen Feile (Körnung 240) bis keine glänzenden Stellen mehr zu sehen sind.
4. Wenn nötig, überschüssige Nagelhaut entfernen. Die Nagelhaut dient zum Schutz des Nagelbetts und darf niemals ganz entfernt werden.
5. Seide oder Fiberglasgewebe vom Papier lösen, zuschneiden und so anpassen, dass innerhalb des Nagelbetts je 1,5 mm frei bleiben. Gewebe auf den Nagel legen, wenn nötig korrigieren und fest andrücken.
6. In der Mitte des Nagels mit Fiberglaskleber einen kleinen Längsstreifen ziehen und mit einem runden Zahnstocher gleichmäßig verteilen. Bitten achten Sie darauf, dass kein Kleber an die Nagelhaut gelangt. Aus ca. 20 cm Abstand den Nagel mit Aktivator besprühen. Den ganzen Vorgang zweimal wiederholen.

7. Anschließend wird das Nagelbett mit einem Manikür-Fräser gesäubert. Unebenheiten mit einer Feile ausgleichen und mit einer Polierfeile auf Hochglanz polieren. Das Nagelöl einmassieren und nach Wunsch lackieren.

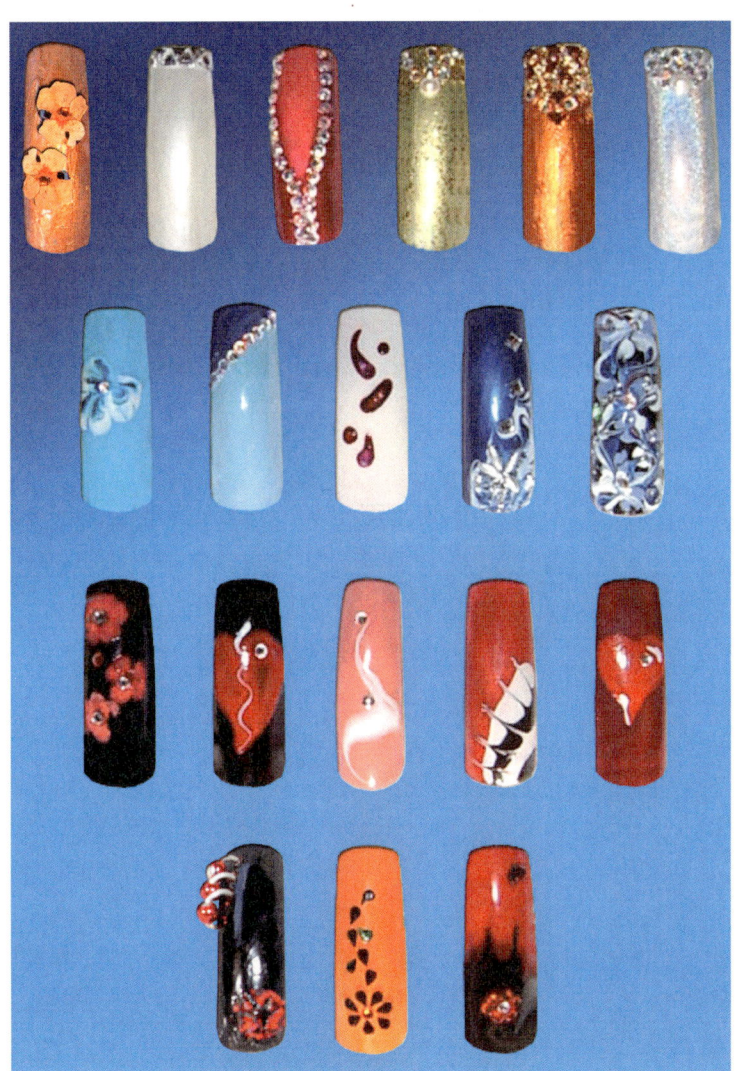

24. Abnahme der Kunstnägel

Wünscht die Kundin die Abnahme ihrer künstlichen Fingernägel, wird wie folgt vorgegangen:

- Der Kunstnagel wird auf die Länge des Naturnagels gekürzt.

- Wenn möglich lösen Sie die Modellage mit Tip + Glue Remover oder Aceton auf. Gelnägel müssen abgefeilt werden!!

- Erfolgt keine neue Modellage, sollte unbedingt eine Maniküre durchgeführt werden um den Naturnagel zu pflegen, danach: Nagelhärter auftragen.

25. Lacken leicht gemacht

Das Problem – glaube ich – kennt jede Frau. Beim Lacken der Nägel kommt man schon einmal an die Nagelhaut. Die Seiten sind nicht gerade gemalt oder der Anfang wirkt ungleichmäßig. Jedoch muss deswegen der bereits aufgetragene Nagellack nicht gleich wieder entfernt und mit dem Lacken erneut begonnen werden. Für solche Fälle gibt es einen Korrekturstift, eine wirkliche Pannenhilfe. Viele Frauen versuchen mit Wattestäbchen und Nagellackentferner die mißratenen Stellen zu korrigieren. Das funktioniert aber nur in den seltensten Fällen. Im Korrekturstift befindet sich eine mit Lackentferner getränkte Mine – die Spitze ist immer feucht und lässt sich ganz einfach und gezielt einsetzen. Der Stift kann mit Lackentferner nachgefüllt und die Spitze ausgewechselt werden. Es empfiehlt sich jedoch, die Spitze nach Gebrauch mit einem Papiertuch abzuwischen und den Stift gut zu verschließen, um ein Austrocknen zu vermeiden. So werden Sie lange Freude am Korrekturstift haben.

26. Richtige Lackfarbenauswahl für Ihre Kunden

Nicht jede Nagellackfarbe steht jeder Ihrer Kundinnen gleich gut. Um ein stimmiges und schönes Gesamtbild zu erhalten, ist es sehr wichtig, dass Sie passend zum Aussehen und Styling Ihrer Kundin die richtige Lackfarbe auswählen. Aus diesem Grund sollten Sie sich mit den Grundlagen der Farbenlehre und Typberatung (Frühjahrstypen, Sommertypen, Herbst- und Wintertypen) vertraut machen um eine kompetente Auswahl und Beratung anbieten zu können.

Welche Wirkungen haben Farben?

Die Farbe Rot
- Rot mit einem Gelbstich ist eine warme Farbe für Frühjahr- und Herbsttypen.
- Rot mit einem Blaustich ist eine kalte Farbe für Sommer- und Wintertypen.
- Rot ist gut für mehr Vitalität und Energie: Steigerung der Erotik und Sexualität, Mobilisierung der eigenen Kräfte
- Rot ist nicht geeignet bei: Trauer, Schlaflosigkeit, Aggressivität, Problemen oder Krankheiten

Die Farbe Orange
- Orange ist gut geeignet für Herbsttypen: Orange steigert das Selbstwertgefühl und erhöht die Lebendigkeit
- Orange ist nicht gut für Sommer- und Wintertypen: es sorgt für Ziellosigkeit und Verwirrung

Die Farbe Rosa
- Rosa ist toll für Sommertypen, für einfühlsame Menschen und innere Harmonie
- Rosa ist nicht geeignet für Frühjahrs- und Herbsttypen, für realistische und harte Menschen sowie bei zu viel Gefühlsseligkeit

Die Farbe Schwarz
- Schwarz ist gut für Wintertypen, eignet sich für Nail Art und zur Provokation
- Schwarz ist unpassend für Frühjahrs-, Sommer- und Herbsttypen, bei ihnen führt es zur Lebensverneinung (Depression), v.a. wenn bereits negative Schwingungen vorhanden sind

27. Perfektes Nagelstyling für besondere Anlässe

Künstlerische Kreationen können Sie aus einer Vielfalt bunter Lacke zaubern. Kleine Gemälde, wie z.B. einen Sonnenaufgang, Palmen, Pinguine, Eichhörnchen, einen Schneemann, Ranken, Muster usw. Diese kleinen Bilder malt man mit einem ganz feinen Nail Art Pinsel und Nagellacken. Einige nette und elegante Ideen sollen hier vorgestellt werden.

Ranken und Blumen

Blumen und Blätterranken in verschiedenen Farben – diese Techniken gelingen nur bei sehr schneller Verarbeitung. Besonders gut eignen sich hier schwarze, rote oder weiße Untergründe.

Anleitung: Auf die frisch gelackten Nägel mit einem farblich abgestimmten Lack kleine Tupfen setzen und mit einem Zahnstocher die Form einer acht durch die Tupfen ziehen. Noch bevor der Lack antrocknen kann, muss die Ranke fertig sein. Es wirkt sehr dekorativ wenn man dazu noch ein bis zwei Straßsteine in die Ranke setzt.

Auch Glitterlack ist sehr wirkungsvoll, sollte jedoch nur sparsam verwendet werden.

Blattgoldverzierungen
Sehr edel sehen mit Blattgold verzierte Nägel aus. Nach zweimaligem Lacken legt man mit einer Nailpinzette klein gezupfte Blattgoldstückchen in den noch frischen Lack. Eventuell kann man noch einige Straßsteinchen oben auf setzen. Zur Wahl stehen Gelb-, Rot- und Weißgold.

Goldensemble

Auf frisch gelacktem Nagel wird mit einer Nailpinzette von einer Vielzahl angebotener Ensembles ein Motiv ausgesucht, aufgelegt und mit Überlack lackiert. Es werden angeboten: Goldbuchstaben, Sternzeichen, Tiere, Herzchen usw. Diese werden auch mit Diamanten oder Zirkonia besetzt vertrieben.

28. Nail Art-Grundausstattung

Für Nail Art sollten Sie folgende Grundausstattung besitzen:

- verschiedene Blattmetalle
- 10 Goldmotive
- 1x ABC-Goldbuchstaben
- 1x Federn
- 1x Perlen
- 1 gefülltes Straßkarussell
- Blüten verschiedener Farben
- 1 weißer & 1 schwarzer Nagellack
- Glitterlacke

- Farbige Lacke
- Schmale Nail Art Pinsel

29. Airbrush

Sprühpistolen zaubern mit Farben und Lacken fantastische Motive, ein ausgefallenes Design oder edle Nail Art auf Ihre Nägel. Mit verschiedenen Schablonen und einer Sprühpistole ist es sehr leicht, kunstvolle Motive zu erstellen. Eine genaue Anleitung ist notwendig, am besten lassen Sie sich auf einer Kosmetikmesse alle wichtigen Informationen geben und das Vorgehen zeigen.

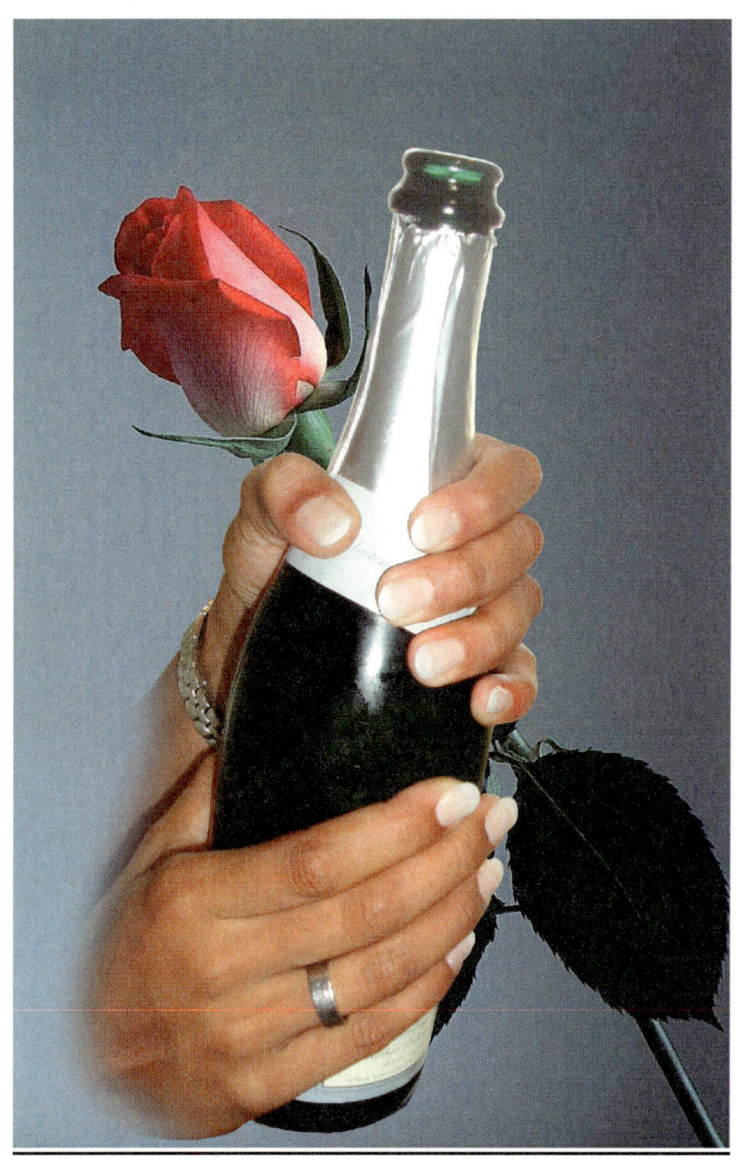

| Führen eines eigenen Studios |

30. Das eigene Geschäft – der Weg in die Selbständigkeit

Um den Weg in die Selbständigkeit gut vorzubereiten, ist es wichtig sehr strukturiert und organisiert vorzugehen, denn gut geplant ist halb gewonnen. Führen Sie eine Liste über alle notwendigen Dinge, die Sie zur Einrichtung und zur Studioführung benötigen, als auch über Formalitäten, die erledigt werden müssen. Machen Sie sich dazu einen Zeitplan, um im Auge zu behalten, wann was erledigt werden muss und bauen Sie sich auch Pufferzeiten ein, damit Sie nicht sofort unter Zeitdruck geraten, wenn einmal eine Angelegenheit aufgeschoben werden muss oder sich etwas verzögert.

Hier einige Anhaltspunkte, die unbedingt vor der Eröffnung Ihres eigenen Geschäftes bedacht werden müssen:

- Verschicken der Einladungskarten
- Anzeigen in öffentlichen Zeitungen
- Reklameblätter zum Auslegen in Geschäften
- Eintrag ins Branchen –und Telefonverzeichnis

Setzen Sie sich nicht selbst zu sehr unter Druck, indem Sie den Eröffnungstermin zu früh ansetzen. Nichts verläuft so planmäßig wie man es sich vorstellt, Handwerker kommen zu spät, die bestellten Studiomöbel treffen nicht ein usw. Aber wenn auch das Ein oder Andere nicht mehr hundertprozentig klappt, verzweifeln Sie deshalb nicht, machen Sie einfach das Beste daraus und Sie werden sehen, es gibt für jedes Problem eine Lösung.

Nehmen Sie sich vor der Eröffnung auch etwas Zeit für sich. Gönnen Sie sich die Zeit, sich schön zu machen, besuchen Sie evtl. noch einen Friseur. Denn Sie wollen Schönheit verkaufen und sollten diese dann auch selbst repräsentieren. Zudem fühlen Sie sich selbst viel sicherer, wenn Sie mit Ihrem Spiegelbild zufrieden sind.

Ist Ihr Studio fertig und bereit für den großen Tag, betreten Sie es noch einmal und betrachten Sie es mit den Augen einer Kundin. Wirkt alles hell und freundlich? Ist die Verkaufsware gut dekoriert und eventuell richtig beleuchtet? Ist alles perfekt sauber?

Den Eröffnungstag sollten Sie nicht allein bewältigen, dort sollen Sie ausschließlich repräsentieren. Bitten Sie Freunde und Verwandte um Hilfe für die anderen anfallenden Aufgaben. Oder, sofern Sie MitarbeiterInnen haben, setzen Sie gleich an diesem Tag Ihr Team ein und stellen sich gemeinsam vor.

Sparen Sie am Eröffnungstag nicht und verwöhnen Sie Ihre Gäste. Für das leibliche Wohl sollte gesorgt sein. Wenn möglich, verschenken Sie auch an jeden Gast ein Eröffnungspräsent. Ihre Gäste werden mit Recht das Gefühl haben, in einem exklusiven Studio zu sein und gerne mal als Kundin wieder kommen. Alles Weitere liegt in Ihrem Geschick, ob Sie die Kundin mit Ihrem Fachwissen und Ihrer sympathischen Art als Stammkundin gewinnen können. Viel Erfolg!

Tipps für die Führung Ihres eigenen Studios

Tipp 1

Zu Anfang der Geschäftseröffnung müssen nicht gleich mehrere Räume angemietet werden, es reicht ein ungenutztes Zimmer in der eigenen Wohnung. Der Kunde sollte jedoch nicht von Kindergeschrei, Tieren oder sonstigem Hauslärm belästigt werden. Vorteilhaft ist es auch, sich am Anfang bei einem Friseur-, Kosmetik- oder Sonnenstudio oder in einem Kaufhaus eine Ecke einzurichten.

Tipp 2

Die Kunden erwarten, dass Sie immer ausgeglichen sind. Ihre Probleme interessieren sie nicht. Sollte die Kundin zu den Damen gehören, die ihre Probleme mit zur Behandlung bringen, sollten Sie versuchen das Gespräch nach einer gewissen Zeit (ca. 5-10 Min.) in eine andere Richtung zu lenken. Sagen Sie ihr z.B., dass Sie gut aussieht oder dass Sie ihre Frisur sehr hübsch finden. Sollten beide Vorschläge keine Resonanz finden, dann fragen Sie sie wie der letzte Urlaub war usw. Vermeiden Sie auf jeden Fall Problemgespräche.

Tipp 3

Der Arbeitsplatz soll einen gepflegten Eindruck machen. Nach jeder Behandlung müssen ausgehende Produkte wieder aufgefüllt werden. Desinfizieren Sie den Arbeitsplatz und die Geräte.

Tipp 4

Ganz gleich, ob Sie Gel-, Fiberglas-, Seiden- oder modellierte Nägel anfertigen, mit einem ungeeigneten Nagellackentferner können Sie die Pracht schöner Nägel schon beim ersten Ablacken vernichten. Der Nagellackentferner muss für künstliche Nägel geeignet sein. Aber das reicht oft nicht aus. Sie sollten, bevor Sie sich für Ihr Studio Verkaufs- und Kabinettware besorgen einige Entferner erst einmal sorgfältig prüfen und austesten. Legen Sie einen Tip ca. eine halbe Stunde in Nagellackentferner. Die Stabilität und Tipbeschaffenheit sollten sich nicht verändern. Modellierte Nägel sollten nach dem Ablacken keine Streifen aufweisen.

Tipp 5

Allgemeines über Feilen:
Je höher die angegebene Zahl, desto feiner ist die Körnung der Feile. Ob Sie mit einer gepolsterten, schmalen oder einer Bumerangfeile arbeiten bleibt letztendlich Ihnen überlassen.
Sie benötigen als Ausstattung im Nagelstudio:

- grobe Feilen (100/180)
- mittlere Feilen (120/240)
- Polierfeilen (380/1000)

Tipp 6

Jede Kundin ist verärgert, wenn der Naturnagel durch Verlängerungen immer dünner wird, was leicht passieren kann. Der aufgeklebte Tip muss übergangslos zum Naturnagel gefeilt werden, dabei lässt es sich nicht vermeiden, dass man mit der Feile auch auf den Naturnagel kommt. Um diesen zu schützen, ist es ratsam den Nagelkleber vor dem Aufkleben des Tip auf die ganze Nagelplatte zu streichen.

Tipp 7

Verkaufsgespräche sollten gut argumentiert und überzeugend geführt werden. Versuchen Sie nicht Ihren Kunden etwas aufzudrängen, nur um einen Verkauf getätigt zu haben. Durch ungeschickte Verkaufstechnik kann man leicht seine Kunden verlieren.

Tipp 8

Verkaufen Sie Ihre Leistungen nicht zu günstig. Hier einige Anhaltspunkte zur sinnvollen Preisgestaltung:

- Preis für 10 Nägel: ca. 75-90 Euro
- Auffüllen von 10 Nägeln: ca. 50-65 Euro
- Verstärkung von 10 Naturnägeln: ca. 55-70 Euro

Diese Preise sollten Sie auf keinen Fall unterbieten. Unter diesen Preisen liegen in der Regel nur nicht professionelle, unausgebildete Kräfte, welche das Nagelmodellieren per Fernkurs oder nur nach einer schriftlichen Arbeitsanleitung erlernt haben. Schlecht haltbare Nägel und geschädigte Naturnägel sind dann die Folge. Diese Personen schaden dem Ruf der fachlich qualifizierten Nagelmodellistin. Um einen Ihrer Ausbildung und Qualifikation angemessenen Preis zu veranschlagen, unterbieten Sie die oben genannten Preisspannen nicht.

Tipp 9

Verlangen Sie von Ihrem Großhändler eine Produktinformation. Sie sollten wissen, mit welchen Produkten Sie arbeiten, welche Inhaltsstoffe diese enthalten und wie Sie damit umgehen sollen, um Ihre Gesundheit und die des Kunden zu schützen.

Tipp 10

Geben Sie Ihrer Kundin zum Abschluss der Behandlung eine Handmassage als besonderen Service. Diese kleine Aufmerksamkeit spricht sich schnell herum und wird Ihnen mehr Zulauf bringen.

31. Welche Frauen machen Karriere im Kosmetikberuf

Glänzende Laufbahn, rascher Aufstieg im Beruf, gutgehendes Geschäft. Woran mag es liegen, dass Fingernagelmodellistinnen oder Kosmetikerinnen, die in der gleichen Schule ausgebildet wurden, die eine einen gigantischen Start vorlegt und eine andere nach monatelangem Kampf aufgibt? Was unterscheidet die beiden?

Die Erfolgreiche ist berufsorientiert, Bedürfnisse der Kunden sind ihr wichtig. Freundliche, ruhige und verständnisvolle Betreuung stehen bei ihr an erster Stelle. Sie hört der Kundin interessiert zu, wenn diese über ihre Fingernägel, Haut oder auch über ihre persönlichen Probleme spricht. Sie informiert sie bei der Behandlung mit welchem Produkt sie gerade behandelt wird und klärt sie über die sehr wichtige Heimpflege auf. Die Kundin fühlt sich bei ihr wohl, in einem harmonischen Umfeld und durch ihr Fachwissen vermittelt sie ihr das Gefühl, dass sie wirklich in sicheren Händen ist. Man braucht keine Powerfrau zu sein, um gut bei Kunden anzukommen. Es reicht ein gefälliges Aussehen, eine freundliche Ausstrahlung und ein dezentes Make up.

Passendes Make up

Grundsatz: Fuß- und Fingernagellack sowie Lippenstift immer in der gleichen Farbe oder gut abgestimmt auswählen. Wenn Ihnen die mehrmals jährlich angebotenen Modefarben nicht gefallen, so können Sie darauf verzichten sofern Sie schon eine gut sortierte Farbpalette haben. Alles was Sie für das Make up benutzen sollten Sie auch zum Verkauf anbieten. Für ein gekonntes Make up fehlen der Kosmetikerin, Fingernagelmodelllistin und der Frisörin oft die Voraussetzungen. Sie sollten unbedingt einen Visagistenkurs belegen. Danach heißt es üben, üben, üben...

Eine Regel für das Make up: Weniger ist oft mehr!

Die erfolglose Kosmetikerin

Häufig stehen eigene Interessen bei ihr im Vordergrund, sie ist eher an schnell verdientem Geld interessiert als an nachhaltigen Erfolgen und einer positiven Kundenbindung. Sie drängt dem Kunden ihre Probleme auf und hat selbst kein gepflegtes Aussehen. Wenn sie jedoch durch ihr Scheitern im Beruf etwas lernt und die Schuld nicht bei anderen sucht, dann war es für die Betroffene trotzdem eine gute und lehrreiche Erfahrung.

Um den Erfolg zu sichern, sollten Sie folgendes vermeiden:

- Schlechte Ausbildung
- Zu wenig Übung nach der Ausbildung
- Zu wenige Kenntnisse über Nagelkrankheiten
- Zu wenig Sorgfalt bei der Arbeit
- Zu wenig Fachwissen

32. Sicherheit durch Wissen – die Ausbildung

Ihre Kompetenz ist die wichtigste Grundlage zur Führung eines guten Studios. Diese Kompetenz setzt sich aus viel Fachwissen, praktischem Geschick und einer freundlichen Kundenorientierung zusammen. Das Wissen ist also eine wichtige Basis zur guten Ausübung Ihres Berufes.

Jedes gute Ausbildungszentrum für Nagelmodellistinnen wird bemüht sein, Ihnen ein gutes Fachwissen zu vermitteln. Dennoch werden viele Schüler nur unzureichend über wichtige Arbeitsvorgänge sowie über Produkte unterrichtet. Um Ihre Gesundheit und die Ihres Kunden zu schützen und zu erhalten, ist es wichtig zu wissen, mit welchen Produkten die Nagelmodellistin den ganzen Tag arbeitet, und welche sie dem Kunden verantwortungsvoll verkaufen kann. Ebenso müssen die gängigen Techniken sehr gut beherrscht werden, um den Kunden optimal zu beraten und zu betreuen.

Eine gute Ausbildung sollte folgende Themen behandeln:
- Dermatologischer Nagelaufbau
- Naturnagelpflege
- Maniküre
- Handmassage
- Verschiedene Systeme von künstlichen Fingernägeln
- Verschiedene Auffülltechniken
- Nail Art – modernes Design
- Produktinformationen – Aushändigung einer Produktinfo-Mappe
- Beratungs- und Verkaufsgespräche
- Umgang mit dem Kunden

- Antifaltenstrategien für die Hände
- Krankhafte Nagelveränderungen
- Regeln und Hygiene im Studio
- Umgang mit Reklamationen
- Wie führe ich ein Geschäft

Für die Ausbildung werden in Deutschland kein besonderer Schulabschluss und keine berufliche Vorbildung gefordert. Es besteht keine Altersbegrenzung. Nach erfolgreicher Beendigung des Kurses dürfen Sie sich mit Ihrem Zertifikat selbständig machen.

→ Ihr Wissen muss immer aktuell sein, Wissenslücken müssen geschlossen werden, deshalb sind Weiterbildungen unerläßlich!

33. Was bedeutet einer guten Kosmetikerin oder Fingernagelmodelllistin ihr Erfolg

Die Antworten sind sehr vielseitig.

Unabhängigkeit, sich selbst zu verwirklichen, Freude an der Arbeit mit pflegender und dekorativer Kosmetik.

An diesem Punkt trennt sich bereits die Vorliebe für verschiedene kosmetische Richtungen. Sei es Permanent-Make up, Farb- und Stilberatung, Nail Art, Ganzkörperpflege oder Schlankheitsbehandlungen, um nur ein paar Richtungen zu nennen. Nach einiger Berufserfahrung, fachlich und menschlich gereift fällt es ihr leicht, dem Nachwuchs den Weg zu ebnen. Wenn sie eine gute Chefin ist, erkennt sie für welche Richtung die Praktikantin sich eignet und wird sie dahingehend fördern. Sie wird jungen Kolleginnen helfen, Fachwissen und Erfahrung zu erhalten. Derart gefördert entwickelt sich eine intensive Bindung, die die Ausgebildete immer mal wieder an den Lehrplatz zurückführt.

34. <u>Der Schlüssel zum Erfolg</u>

- Will ich eine gesicherte Existenz aufbauen, sind der Standort und genügend umliegende Parkplätze von größter Wichtigkeit.
- Ausreichend Startkapital.
- Ist der Beruf ein Hobby, will man damit seine Haushaltskasse aufbessern oder wollen Sie ein gut gehendes Nagelstudio aufbauen. Darüber sollte man sich im Vorfeld Gedanken machen und dann entscheiden.
- Wie sieht Ihre Motivation aus?
- Ihre Fachkenntnisse und Ihre Materialausstattung sollten auf hohem Niveau sein.

Ihr Geschäft soll etwas Besonderes sein! Als Nail Designer brauchen Sie kein allzu großes Startkapital. Nagelstudios gibt es aber schon einige. Kaum jemand hilft Ihnen beim Aufbau. Es gehört eine ganze Portion Fleiß und positives Denken dazu, um ans Ziel zu kommen.

Wir wünschen gutes Gelingen!

35. Richtige Möbel, richtiges Licht!

- Nageltische sollten eine Höhe von ca. 70 cm haben, nicht zu breit (ca. 50 cm) sowie säurebeständig sein.

- Ein Rückenfreundlicher Drehstuhl für Sie und für Ihre Kundin ein bequemer Stuhl mit Rückenlehne.

- Schöne Nageltische findet man auf Kosmetikmessen und bei Großhändlern für Nagelware. Sollten Sie am Anfang eine sparsame Variante suchen, so lässt sich auch mit einem schmalen Schreibtisch mit einer säurefesten Küchen-Abdeck-Platte oder einer Glasplatte auf zwei Säulen arbeiten. Ergänzen Sie die zwei Varianten mit einer Armauflage für die Kundin.

- Sollten Sie bei Ihrer Kundin eine Hausbehandlung machen und kein passender Tisch vorhanden sein, behelfen Sie sich mit einem Bügelbrett und einem Tischtuch darüber. Sie werden sehen, das geht ganz ausgezeichnet!

- Überlegen Sie sich eine Farbe für Ihr Studio – es sollte warm und harmonisch wirken.

Arbeitsbeleuchtung:

- Versuchen Sie Ihren Arbeitstisch so zu platzieren, dass dieser Bereich viel Tageslicht erhält.

- Gutes Licht ist bei einer so genauen Arbeit wie dem Nail Design unbedingt erforderlich.

- Für den Arbeitstisch eignet sich eine Halogenbeleuchtung am besten, Neonlicht ist ungeeignet, da es flackert und die Augen vorzeitig ermüden.

- Vorsicht ist bei der Arbeit mit UV-Strahlung angebracht, da Gele dabei vorzeitig aushärten und Gelpinsel hart werden.

Studiobeleuchtung:

- Das Licht bestimmt die Atmosphäre in Ihrem Studio. Gutes Licht ist nicht gleichzusetzen mit viel Licht.

Lichtplanung – Arbeitsbeleuchtung, Spots und Atmosphärenlicht

- Wenn Sie eine optimale und angenehme Beleuchtung für Ihr Studio erreichen möchten, dann erarbeiten Sie einen Beleuchtungsplan.

- Auf einem Grundriß geben Sie die Möbel, Verkaufstheke oder Bilder an, die Sie besonders hervorheben möchten. Befinden sich in Ihrem Studio eine Glasvitrine, Displays,

Verkaufsprodukte, Bilder oder Poster so kommen diese gut beleuchtet wesentlich besser zur Geltung. Dann suchen Sie zu den verschiedenen Tätigkeiten oder Bildern das passende Licht aus.

- Die Stellen, an denen gearbeitet wird, benötigen eine Funktionsbeleuchtung. Achten Sie darauf, dass der Kunde von Ihrer Arbeitsbeleuchtung nicht geblendet wird. Zum Schluß begutachten Sie Ihre Beleuchtung: was am Tag ausreicht, könnte am Abend zu wenig sein!

- Um ein passendes Licht für eine gute Atmosphäre zu erhalten, installieren Sie noch eine allgemeine Beleuchtung. Diese sollte ein angenehmes, warmes Licht ohne zu viele Schatten abgeben. Mit sanften Softton-Lampen (in verschiedenen Farben erhältlich) bekommt das Studio eine besondere, luxuriöse Note.

36. Terminplanung mit guten Tipps!

Machen Sie das Beste aus Ihrer Arbeitszeit, indem Sie Ihre Kundentermine überlegt planen. Ihr Terminkalender ist nicht nur eine Ansammlung von Daten und Namen; er bestimmt Ihren Tagesablauf und wann und wie schnell Sie arbeiten. Zeit ist Geld! Jedoch kann in Ihrem Terminplaner unmöglich alles berücksichtigt werden.

Stellen Sie einen Terminplan auf der funktioniert.

- Öffnungszeiten des Studios

Wenn Sie Ihre Arbeitszeiten auf einem Aushang, Visitenkarten oder der Preisliste dokumentieren, können Sie Ihren Terminplan einfacher durchsetzen. Sie müssen sich bei Ihren Kunden nicht entschuldigen, wenn Sie keinen Termin mehr frei haben. Ihr Friseur oder Banker macht das ja auch nicht. „Ich habe keinen Termin frei an diesem Tag, aber am (Datum und Uhrzeit) habe ich Zeit für Sie" - nach der Terminfestlegung mit der Kundin wäre ein freundlicher Satz wie zum Beispiel „Ich freue mich auf Ihr Kommen" sehr einladend!

Überlegen Sie sich ganz genau, wie Sie Ihre Öffnungszeiten planen, berücksichtigen Sie auch Ihre Freizeit, familiäre Verpflichtungen und die Anfahrt zu Ihrem Studio. Dann sollten Sie bedenken, an welchen Tagen sie öffnen und ob Sie für Berufstätige an ein oder zwei Tagen länger auflassen. Planen Sie nicht länger als acht Stunden am Tag ein, da die Qualität, wenn Sie übermüdet sind nachläßt.

Wählen Sie ein Terminplanungssystem, das für Sie leicht zu handhaben ist. Dabei ist es egal, ob Sie dafür den

Computer nutzen, einen elektronischen Kalender oder den herkömmlichen Terminplaner.

- Versuchen Sie auch längere Pausen zwischen den Terminen zu vermeiden.
- Kunden sollten möglichst termingerecht behandelt werden – lange Wartezeiten sind unzumutbar.
- Abgesagte Termine sofort aus dem Terminplaner nehmen.
- Bei Terminvergaben an Neukunden unbedingt deren Telefonnummer notieren.
- Bei Behandlungen gleich den nächsten Termin mit dem Kunden festlegen.
- Ermitteln und erstellen Sie eine Liste über die Dauer von Behandlungen, Beratungsgesprächen, Reinigung und Desinfektion des Tisches sowie der Instrumente.

Ihre Liste könnte wie folgt aussehen:

- Maniküre: 30 Min.
- Lacken: 10 Min.
- Nagelverstärkung: 90 Min.
- Nagelverlängerung: 120 Min. (Vollbehandlung)
- Auffüllen: 90 Min.

37. Gründe für das Anlegen von Karteikarten

- Man trägt immer gleich ein, was der Kunde bekommen hat. Wenn der Kunde einmal nicht bezahlen kann, können Sie es nicht vergessen und der Kunde kann später nicht behaupten, die Leistungen nicht erhalten zu haben.

- Der Kunde kann nicht reklamieren, dass die Nägel, die er vor kurzem bekommen hat, nicht halten. Sie sehen genau, ob vielleicht schon drei oder vier Wochen seit der letzten Behandlung vergangen sind und dabei auch nicht alle Nägel erneuert oder überarbeitet wurden.

- Die Größe der einzelnen Nägel wird eingetragen. Außerdem die Beschaffenheit der Nägel vor der Behandlung, z.B. dünn, brüchig, Nagelkauer usw.

- Notieren Sie auch den Verkauf der Produkte an die einzelne Kundin, damit Sie ihr nicht immer das gleiche Produkt zum Kauf anbieten.

- Wenn sich Ihr Kundenstamm vergrößert hat, ist es von Vorteil, die Kundendaten per Computer zu erfassen. Hilfreiche Programme gibt es im Fachhandel.

Muster für Karteikarten

Name

....

....

Ort .... Tel.

....

Besonderheiten

....

....

NAGEL-DIAGNOSE: ☐ brüchig ☐ dünn ☐ Nagelkauer

Datum	*Behandlung*	*Datum*	*Behandlung*

38. Umsatz- und Gewinnberechnung

An dieser Stelle soll Ihnen ein Grundmuster vorgestellt werden, wie der Umsatz und das daran hängende Einkommen in den Gründzügen berechnet werden kann.

Arbeitszeit pro Monat (ca.) – 160 Std.
1 Arbeitsstunde = 27 Euro

Man kann in etwa davon ausgehen, in einer Stunde mit Behandlungen 40 Euro zu verdienen. Da es jedoch unrealistisch ist, dass man den ganzen Tag mit Behandlungen ausgebucht ist, gehen wir hier von 27 Euro Verdienst pro Stunde aus.

	Pro Monat	Pro Jahr
Umsatz durch Behandlungen (Stunden)	4320.00 Euro	51840.00 Euro
Umsatz durch Verkauf	580.00 Euro	6960.00 Euro
Gesamt	4900.00 Euro	58800.00 Euro
16% MwSt.	784.00 Euro	9408.00 Euro
Umsatz netto	**4116.00 Euro**	**49.392 Euro**
Abzüglich:		
Materialkosten (8%)	345.60 Euro	4147.20 Euro
Produkteinkauf	232.00 Euro	2784.00 Euro
Miete inkl. NK	800.00 Euro	9600.00 Euro
Telefonkosten	30.00 Euro	360.00 Euro
Steuerberater	100.00 Euro	1200.00 Euro
Schulungen und Fachzertifikate	30.00 Euro	360.00 Euro
Gewinn/Einkommen	**2578.40 Euro**	**30460.80 Euro**

→ Sie können Ihren Umsatz und damit Ihren Gewinn wesentlich und v.a. durch den erhöhten Verkauf von Produkten steigern.

→ zusätzlich entstehen Kosten durch die Kundenpflichtversicherung. Diese sollten Sie unbedingt abschließen, um gegen Schäden, die im Kundenkontakt entstehen könnten, versichert zu sein. Diese Versicherung ist ab ca. 20 Euro erhältlich. Bitte erkundigen Sie sich wegen Preisen, Leistungsrahmen usw. bei Ihrem Versicherungsunternehmen.

39. Einkauf und Vorrat

Seine künftigen Lieferanten sollte man sich nicht nur nach dem Preis aussuchen, denn hier geht Qualität vor Quantität. Es ist erforderlich, dass Ihr Lieferant Sie ehrlich berät und nicht nur an einem großen Verkauf interessiert ist. Ferner sollten die Waren bei begründeter Reklamation anstandslos umgetauscht werden.

Die Grundausstattung kauft man in der Regel dort, wo man seine Ausbildung erhalten hat. Man sollte sich jedoch erkundigen, ob man Großhandelspreise bekommt. Für die Grundausstattung eines Nagelstudios muss man mit ca. 1000 bis 1500 Euro (ohne Möbel) rechnen. Diese Summe beinhaltet auch etwas Verkaufsware. Wenn dann Ihr Geschäft anläuft und Sie regelmäßig Kunden haben, sollten Ihnen bestimmte Artikel wie z.B. Nagellackentferner, Kleber, Feilen, Nagelöl und Ihr Arbeitsmaterial niemals ausgehen. Darum ist es empfehlenswert, sich auf Messen oder bei Sonderangeboten ordentlich mit Vorrat einzudecken. Der Vorrat sollte aber überschaubar sein. Am teuersten kaufen Sie ein, wenn Sie kleine Mengen bestellen. Es werden jedesmal Porto und Verpackung berechnet. Viele Firmen verlangen für Kleinbestellungen zudem eine Mindermengengebühr.

40. Was können Sie Ihrem Kunden verkaufen (Argumentation)

- **Tipkleber**

Ein Tipkleber ist notwendig, wenn der Kundin einmal ein Nagel abbricht oder einreißt. Durch diesen Kleber kann man den Nagel notdürftig reparieren.

- Tipkleber (med.) – gut geeignet
- Haushaltskleber – nicht geeignet
- Sekundenkleber – nicht geeignet

- **Verkauf von Feilen**

Falls die Kundin selbst an ihren Nägeln feilen möchte, verkaufen Sie ihr keine zu grobe Feile, da die Kundin damit die künstlichen Nägel derart verunstalten kann und dies dann eventuell negativ auf Sie als Nail Designerin zurückfällt. Kunden geben es bei Freunden und Bekannten meistens nicht zu, dass sie selbst an so einem Aussehen Schuld haben.

Körnung 100/180 oder 180/240

- **Nagellackentferner: acetonfrei für Kunstnägel**

Dieser ist speziell auf künstliche Nägel abgestimmt. Die Kundin kann keinen anderen verwenden.

- **Nagellackkorrekturstift**

Hilft, eine ordentliche und genaue Lackierung durchzuführen.

- **Base Coat oder Nailbuilder**

Der Nagellack hält länger mit einem Unterlack nur für Naturnägel.

- **Versiegler und Überlacke**

Versiegler – schnelleres Trocknen und besonderer Halt, jedoch nur für Kunstnägel geeignet.

Überlacke (auch parfümiert) – der Nagellack erhält einen schöneren Glanz, bleibt länger haltbar und trocknet schneller. Ist für alle Nägel geeignet.

- **Nagelöl**

Zur Pflege für trockene Nagelhaut und brüchige Nägel.

- **Reiseset**

Unerlässlich für Urlaub und Heimreparaturen.

Reiseset

Endlich, der langersehnte Urlaub. Sonne, Freizeit, Vergnügen. Schon die ersten Urlaubstage können alles vermiesen, wenn z.B. beim Öffnen eines Koffers (eigene Erfahrung) ein Fingernagel abbricht. Weit und breit kein Nagelstudio. Um Ihre Kunden so etwas zu ersparen, sollten Sie Ihnen vor Urlaubsbeginn ein Reiseset empfehlen. Das Reiseset beinhaltet alles, um sich einen Ersatznagel selber zu arbeiten oder um kleinere Reparaturen durchzuführen. Es ist jedoch unerlässlich Ihrer Kundin mit dem Kauf des Reisesets auch eine fachlich fundierte Beratung zu bieten. Die in der Regel beiliegende Beschreibung ist für Laien meist schwer verständlich. Für den Fall, dass Sie in Ihrem Studio keine kompletten Reisesets anbieten, sollten Sie Ihren Kunden für die Reise- oder Heimreparatur einen Lackentferner, künstliche Nägel, einen Kleber, eine Feile, eine Polierfeile und Nagelöl verkaufen. Sie brauchen keine Angst zu haben, dass Ihre Kundin sich dann alles selber macht. Selbstgemachte Nägel werden nie so schön sein. Und wenn Sie Ihr die gewünschten Artikel nicht verkaufen, bekommt sie diese in fast jedem Supermarkt.

41. Werbung und Werbemittel

Um den Bekanntheitsgrad Ihres Studios zu steigern sowie Ihre Dienstleistungen schön zu präsentieren, ist der Einsatz verschiedener Werbemittel ratsam.

- Visitenkarten

Ihre Visitenkarten sind ein wichtiges Aushängeschild für Ihren Salon. Sie sollte geschmackvoll gestaltet sein und alle wichtigen Informationen enthalten: Name, Anschrift, Telefonnummer, Fax, evtl. E-Mail-Adresse sowie die Öffnungszeiten.

Sehr gut eignet sich die Rückseite der Visitenkarte als praktische Hilfe zum Vermerk von vereinbarten Terminen oder auch als Bonus-Stempelkarte.

- Handzettel

Werbebroschüre zum Auslegen in anderen Geschäften oder als Postwurfsendung.

- Kundenpass

Mit Anleitung zur Pflege der Nägel.

- Studio-Aufkleber für das Auto
- Gutscheine
- Poster

Schöne Poster mit Nail Art-Bildern können Sie auf Messen finden oder über Ihren Lieferanten beziehen. Sehr ästhetische Nagelposter bietet z.B. die Firma „Nailpro" an. Rahmen Sie Ihre Poster – dies lässt die Bilder noch dekorativer und edler wirken.

- Broschüren - Preislisten
- Flyer zu Hausmessen oder Sonderaktionen
- Werbung in Telefon- und Branchenbüchern

Gestalten Sie Ihren Eintrag ins Telefon- oder Branchenbuch als versteckte Werbeanzeige. Dies führt dazu, dass Ihr Eintrag besser ins Auge sticht und so hervorgehoben wird. Unterlegen Sie Ihren Text dunkel oder farbig und setzen Sie einen Rahmen darum.

- Ihr persönlicher Stempel

Gute Werbung sollte nicht zu teuer sein. Die beste Werbung ist gute Mundpropaganda – stellen Sie Ihre Kunden zufrieden mit Ihrer Arbeit und machen Sie Ihre Behandlungen zu einem erholsamen Erlebnis.

42. Aufwertung und Verbesserung der Behandlungen

Peppen Sie die angebotenen Behandlungen auf! Oft sind es Kleinigkeiten, die Ihre Nagelbehandlung oder Maniküre zu einem schönen Erlebnis werden lassen. Machen Sie bei Ihren Kunden nach der Behandlung warme und feuchte, mit einigen Tropfen Aromaöl getränkte Kompressen zur Vorbereitung auf eine Handmassage. Besonders schön werden die Kompressen z.B. mit frischen Minzetee.

Wenn eine Kundin recht verspannt ist, geben Sie ihr einen aufgeheizten Energiestein in die freie Hand. Das entspannt, beruhigt und gibt ein angenehmes Gefühl. Ihre Kundin wird Sie weiter empfehlen.

43. Das unterscheidet Sie von anderen

Eine Vielzahl von Behandlungsarten- und Abläufen, „des Öfteren was Neues" - das liebt Ihre Stammkundin und Sie braucht nicht den Salon zu wechseln, um „mal was anderes zu bekommen". Der stets gleichbleibende Ablauf der Behandlung führt oftmals bei den Kunden zu Langeweile. Darum sollten Sie sich gelegentlich weiterbilden oder auch etwas Neues ins Programm nehmen. Wer aufhört besser zu werden, hört auf gut zu sein. Machen Sie eine Betriebsanalyse. Was sind Ihre persönlichen Stärken im Geschäft, was schätzen Ihre Kunden bei Ihnen, was hebt Ihr Geschäft von anderen ab? Was sind Ihre Schwächen, woran können Sie noch arbeiten und vielleicht noch besser werden? Differenzieren und spezialisieren Sie sich. Besonders wichtig sind die Serviceleistungen. Und vergessen Sie nicht, die wichtigste Person in Ihrem Geschäft ist der Kunde. Da Sie nie alle Kunden und Ihre Behandlungen im Kopf behalten können, sollten Sie eine Karte anlegen, in der auch Produkte für etwaige Heimbehandlungen oder auch private Geschäftsnotizen vermerkt sind.

Der Richtige Umgang mit Ihren Kunden

44. Die 10 goldenen Regeln in Ihrem Studio

- Die wichtigste Person im Studio ist der Kunde.
- Der Kunde stört nie, wenn er uns anruft oder das Geschäft aufsucht. Wir sind immer für ihn da.
- Der Kunde hat uns nicht notwendig, aber wir den Kunden.
- Der Kunde ist jemand, mit dem wir keine Auseinandersetzungen haben, aber jemand den wir verwöhnen.
- Der Kunde hat Anspruch auf eine anspruchsvolle und aufmerksame Behandlung, er wird niemals nur so nebenbei behandelt.
- Der Kunde ist Teil unseres Berufs und kein unangenehmer Besucher.
- Der Kunde ist ein Mensch mit Namen und nicht irgendwer oder eine Nummer.
- Dem Kunden steht beim Verkaufsgespräch eine fachlich gute Beratung zu, er wird nicht zum Kauf überredet.
- Das Vertrauensverhältnis des Kunden zur Kosmetikerin darf nicht erschüttert werden.
- Der Stammkunde wird besonders freundlich behandelt, es ist keine Selbstverständlichkeit, dass er regelmäßig nur dieses Studio aufsucht.

45. Kommunikation & Umgang mit dem Kunden

Kennen Sie das: am liebsten wollten Sie schon nach ein paar Minuten wieder das Geschäft verlassen, weil eine Verkäuferin Sie falsch angesprochen hat?

Kundenfreundliches Verhalten und positive Kommunikation ist eine wichtige Voraussetzung für ein gutes Geschäft. Verkaufen ist „den Kunden zu beraten" womit er seine Nägel besser pflegen kann. Die Art und Weise wie Sie Ihre Beratung gestalten entscheidet, ob der Kunde es als aufdringlich oder als guten Service erfährt.

1. Der Kunde kommt in Ihren Salon. Ein freundlicher Empfang sorgt dafür, dass sich der Kunde wohl fühlt in Ihrem Studio.

2. Durch das Kundengespräch erfahren Sie seine Bedürfnisse. Gute Beratung wird offen machen für Ihre Empfehlungen.

3. Eine Tasse Kaffee oder ein erfrischender Drink werden immer gerne angenommen. Es ist jedoch nicht erforderlich, dass Sie immer wieder nachreichen.

Da es die meisten Kunden eilig haben, sollten Sie lange Wartezeiten vermeiden. Die Nägel benötigen auch zuhause eine bestimmte Pflege. Darum sollten Sie der Kundin einen Nagelpass aushändigen, in dem alle wichtigen Pflegetipps nachzulesen sind. Nagelpässe können Sie meistens über Ihren Lieferanten beziehen.

46. So gewinnen Sie die Sympathie des Kunden im Nu!

Wichtige Regeln:

- Der Kunde ist Ihr Gehaltzahler und somit das wertvollste Kapital für Sie.
- Den Kunden sollte der Aufenthalt in Ihrem Studio so angenehm als möglich gemacht werden. Folgendes sollten Sie deshalb beachten: Wenn irgendwie möglich, lassen Sie Ihren Kunden nicht warten. Regale auffüllen, Waren auszeichnen, Schreibarbeiten erledigen – all dies kann warten – der Kunde aber nicht.
- Begrüßen Sie den Kunden mit einem Lächeln auf dem Gesicht. Der Kunde spürt ob er willkommen ist oder nicht.
- Zeigen Sie dem Kunden wie wichtig er für Sie ist. Private Unterhaltungen sofort beenden, der Kunde sollte nie das Gefühl bekommen zu stören. Auch wenn der Kunde schwierig ist, lassen Sie es ihn nicht merken und üben Sie Geduld.
- Kleine Aufmerksamkeiten erfreuen den Kunden.

47. Stellen Sie sich vor, Sie wären Kundin in Ihrem eigenen Studio...

Denken Sie über die folgenden Punkte einmal nach...

- Strahlen Sie Sicherheit und Überzeugung aus? Oder sind Sie hektisch und unsicher?
- Sprechen Sie mit freundlicher, deutlicher Stimme? Oder eben zu leise oder zu laut?
- Haben Sie eine gerade Körperhaltung, können Sie Blickkontakt halten? Oder lassen Sie vielleicht die Schultern hängen und Ihr Blick ist eher flatterhaft?
- Sind Sie immer eine gepflegte Erscheinung? Oder ist Ihr Äußeres manchmal nicht so einwandfrei?
- Sind Ihre Verkaufsregale immer gut bestückt? Oder lassen sich häufig Lücken erkennen?
- Ist Ihre Ware sauber und kaufanregend platziert? Oder befindet sie sich in einer verstaubten Ecke?
- Ist sie gut gekennzeichnet? Oder schauen Sie erst auf Ihre Listen, um was es sich hier eigentlich handelt?
- Haben Sie immer genügend Wechselgeld in der Kasse? Oder können Sie des Öfteren nicht herausgeben?
- Sprechen Sie Ihre Stammkunden mit Namen an? Oder vermeiden Sie es – weil er Ihnen entfallen ist? (Das Namensgedächtnis kann trainiert werden!)

48. Richtiges Verhalten am Telefon

Ein Kunde ruft Sie an:

- Melden Sie sich freundlich mit dem Firmennamen und wenn nicht identisch mit Ihrem eigenen Namen. Denn der Kunde möchte wissen, mit wem er spricht.
- Fragen Sie nach seinen Wünschen und notieren Sie, wenn möglich sofort den Namen des Kunden. Nichts ist peinlicher als wenn Sie schon während des Gespräches wieder seinen Namen vergessen haben.
- Konzentrieren Sie sich voll auf den Kunden und das zu führende Gespräch. Sprechen Sie mit einem Lächeln im Gesicht, dadurch klingt Ihre Stimme viel freundlicher und entspannter.
- Sollten Sie trotzdem unter Zeitdruck sein, seien Sie ehrlich zu Ihrem Kunden und bitten Sie ihn um die Möglichkeit innerhalb der nächsten 15 bis 20 Minuten zurückrufen zu können. Es ist für den Kunden ein sehr schlechtes Gefühl, wenn man ihn schnell abfertigt, denn schließlich bringt er Ihnen ja das Geld.

49. Verkaufen leicht gemacht

Nicht jeder ist der geborene Verkäufer.

Um beim Kunden Verkaufsinteresse wecken zu können, muss man zuerst die Wünsche in Erfahrung bringen. Dazu gelten folgende Regeln:

- Sich Zeit für den Kunden nehmen
- Sich nicht ständig ablenken lassen
- Blickkontakt halten
- Verkaufsobjekte demonstrieren und erklären
- Möglichst Fragen stellen die der Kunde mit JA beantwortet
- Vorteile hervorheben
- Nie negativ über die Konkurrenz oder über andere Produkte sprechen
- Nicht zu lange auf den Kunden einreden
- Bei einem nicht zustande gekommenen Geschäft keine Enttäuschung zeigen

50. Mit der richtigen Gesprächstechnik Kunden überzeugen

Ihren Kunden soll das Einkaufen Spaß bereiten: Das werden Sie aber nur erreichen, wenn Ihnen das Verkaufen auch selbst Freude macht. Treten Sie deshalb mit einer positiven Einstellung an Ihre Kunden heran. Vermitteln Sie, dass Sie von den Produkten die Sie verkaufen auch überzeugt sind.

Achtung!

Wichtige Grundsatzregeln für den Verkauf:

1. Versuchen Sie nie Ihren Kunden etwas aufzudrängen.
2. Man sollte Ihnen ansehen, dass Ihnen Ihre Arbeit Spaß macht.
3. Ihre Probleme interessieren die Kunden nicht, „also Vorsicht".
4. Der Kunde schätzt gute Laune vom Verkäufer.
5. Zeigen Sie Ihren Stammkunden, dass Sie sich freuen, wenn Sie sie sehen.
6. Sagen Sie es Ihnen auch mal. Zum Beispiel bei einer Terminreservierung „Wir freuen uns auf Sie".
7. Machen Sie der Kundin im Verkaufsgespräch ein ehrliches Kompliment.

Kontrollieren Sie sich einige Tage selbst ob Sie die wichtigen Punkte einhalten können, oder welche Gewohnheiten Ihnen häufig unterlaufen.

- Wichtig ist gutes Fachwissen
- Freundlicher Empfang des Kunden
- Ermittlung des Kaufwunsches oder einer Behandlung
- Erklären Sie den Kunden die Ware oder die Lösung seiner Probleme durch Behandlungsmethoden

- Leiten Sie Ihr Gespräch auf ein Zusatzgeschäft hin
- Verabschieden Sie sich immer freundlich

51. Umgang mit Reklamationen

Es gibt viele nette Kunden, an denen es einem viel Freude macht zu arbeiten. Es kann schon mal passieren, dass auch die freundliche Kundin eine Reklamation vorzubringen hat. Wenn diese Reklamation berechtigt ist, so sollte man ehrlich dazu stehen und die Sache in Ordnung bringen. Sie halten die Kunden bei Laune, wenn Sie gelegentlich ein kleines Präparat oder Proben verschenken. Proben sollte man allerdings nicht wahllos mitgeben, es sollten wirklich nur passende Produkte weitergegeben werden.

Dann gibt es noch die nörgelnde und unehrliche Kundin. Es ist nicht immer ganz einfach bei einer unehrlichen Reklamation freundlich zu bleiben. Als erfahrene Fingernagelmodelllistin sehen Sie sofort, ob die Reklamation unberechtigt ist oder nicht. Wenn ein Tip abbricht, weil die Kundin Ihre Nägel als Schraubenzieher oder ähnliches benutzt hat, brauchen Sie dafür nicht zu haften. Sie erklären der Kundin, woran Sie erkennen, dass die Nägel mit Gewalt kaputt gemacht wurden.

Wie Sie mit einer Beschwerde umgehen, ist entscheidend für das Image und die Professionalität Ihres Studios.

Jeder kennt die unangenehme Situation: ein Kunde ist verärgert und beschwert sich über eine Mitarbeiterin oder über Ihre Arbeit. Oder auch über Ihre Art der

Terminplanung oder gar über einen vergessenen oder nicht eingetragenen Termin usw.

Jetzt ist es wichtig, einen kühlen Kopf zu bewahren. Bieten Sie dem Kunden einen Platz an und geben Sie ihm das Gefühl, Zeit für Ihn zu haben und hören Sie sich die Reklamation und die Gründe dafür ruhig und geduldig an. Reagieren Sie professionell! Ist es eine gerechtfertigte Reklamation, so wissen Sie spätestens jetzt, wo in Ihrem Studio Schwachpunkte liegen – nehmen Sie die Beschwerde ernst, lernen Sie daraus und arbeiten Sie daran, es gibt immer Dinge, die verbessert werden können!

Einen Konflikt mit dem Kunden lösen Sie am besten, indem Sie sich entschuldigen und ein kleines Geschenk anbieten (z.B. einen Gutschein). Sagen Sie zudem, wie sehr Sie sich freuen würden, sie als Kundin behalten zu können. Oft erzeugt solch ein kleiner Konflikt, sofern er gut aufgelöst wird, eine noch engere Bindung. Sind alle Missverständnisse ausgeräumt, ist die Harmonie meist wieder hergestellt.

Bei ungerechtfertigten Reklamationen ist ebenfalls viel Fingerspitzengefühl angebracht. Aber, seien Sie ehrlich, legen Sie Wert auf solche Kunden, die jede Möglichkeit wahrnehmen zu reklamieren? Auch hier ist es sehr wichtig, sachlich zu argumentieren und zu erklären, woran Sie erkennen, dass eine Eigenverschuldung des Schadens vorliegt.

52. Reklamation bei künstlichen Nägeln - die Schuld bei nicht fachgerechter Arbeit zeigt sich, wenn....

- ... sich der Nagel nach kurzer Zeit hebt. Entweder war der Naturnagel nicht fettfrei oder der Tip wurde nicht blasenfrei geklebt.
- ... sich im Nagelbett der Rand des künstlichen Nagels löst, so hat die Fingernagelmodellisting auf die Haut gearbeitet oder der Nagel war nicht fettfrei.
- ... die Nägel leicht abbrechen. Der Tip wurde zu dünn gefeilt.
- ... der Naturnagel rote Stellen aufweist. Dann haben Sie die Nagelplatte zu viel gefeilt. In diesem Zustand ist die Nagelplatte schmerz- und druckempfindlich. So etwas darf einer erfahrenen Fingernagelmodellistin nicht passieren.

53. Reklamation bei künstlichen Nägeln - die Kundin hat selbst Schuld, wenn...

- Abgebrochener Nagel

... der Nagel normale Stärke hat und die Nagelspitze an der Fingerkuppe abbricht, ist das eigenes Verschulden der Kundin. Die künstlichen Nägel sind sehr strapazierfähig. Wenn man sie jedoch überbelastet, können sie selbstverständlich auch brechen.

- Gespaltener Nagel

... der Nagel kann einen Längsspalt bekommen, wenn der fertige Nagel geschnitten wird oder von beiden Seiten einen festen Druck bekommt.

- Rauhe und glanzlose Oberfläche des Nagels

... überwiegend ein falscher Nagellackentferner verwendet oder mit ätzenden und auflösenden Chemikalien gearbeitet wurde.

- Haarriss oder Knick quer über den Nagel

... die Hebelwirkung zu stark ist. Entweder sollten die Nägel etwas kürzer gefeilt werden oder die Kundin muss darauf achten, bei der Arbeit mehr die Fingerkuppen und nicht ausschließlich die Nägel zu benutzen.

- Entzündungen und rote Stellen an der Nagelhaut

... die Kundin die Nagelhaut geschnitten oder eingerissen hat. Die Nagelhaut dient zum Schutz des Nagelbetts und darf niemals ganz entfernt werden.

- Produkt-Lifting an den Seiten

...wenn Sie auf dem Naturnagel fettfrei gearbeitet haben und die Modellage nicht mit der Nagelhaut in Verbindung gekommen ist, dürfte sich die Nagelmodellage nicht seitlich lösen. Es könnte jedoch sein, dass die Kundin ihre Nägel überstrapaziert. Ganz wichtig: wenn die Kundin zum Auffüllen oder zur Reparatur ihrer Nägel kommt, muss unbedingt sorgfältig das gelöste Material entfernt werden bevor Sie auffüllen. Nehmen Sie die losen Reste mit einer Feile ab oder, wenn möglich entfernen Sie mit Auflösungsmittel die alte Modellage, Gelnägel lassen sich nicht auflösen.

Wissenswertes

54. Allergien

Alle Kosmetikartikel, darunter auch Nail Art Produkte müssen stets der neuesten Kosmetikverordnung entsprechen. Arbeiten Sie wenn möglich mit medizinischen Klebern, säurearmen Gels und Produkten, die die Haut nicht reizen. Verlangen Sie von Ihren Lieferanten Informationen zu den Inhaltsstoffen der Produkte. Denken Sie immer daran, dass Sie Ihre Kundschaft, die Ihnen ja vertraut, nur mit gut verträglichen Produkten behandeln. Die erfordert größte Sorgfalt.

Immer häufiger klagen Menschen über allergische Reaktionen nach der Verwendung von Kosmetika und Fingernagelprodukten.
Seit Januar 1998 ist die Deklarationspflicht für ganz Europa in Kraft getreten. Die Inhaltsstoffe müssen auf der Verpackung angegeben werden. Das ist natürlich eine große Hilfe für die Kosmetikerin oder die Verkäuferin. Nur wenige wissen über die Inhaltsstoffe bescheid. Kontaktallergien und die daraus resultierenden Formen der Dermatitis werden immer häufiger beobachtet. Gerade von einer professionellen Pflegeberatung bei einer ausgebildeten Kosmetikerin erwarten die Kunden für spezielles Nagel- oder Hautproblem die optimale Pflege

Viele Kunden haben einen Allergiepass. Dieser enthält aber nur die standard-getesteten Stoffe. Hier setzt dann die Arbeit der Kontaktallergieforscher an. Bis aber über alle Inhaltsstoffe sichere Erkenntnisse hinsichtlich ihres allergieauslösenden Potentials gewonnen sind, wird noch einige Zeit vergehen.

55. Hygiene & Desinfektion

Falls Sie Fragen zu den gültigen Vorschriften, „Unfallverhütung und Hygienevorschriften" haben, wenden Sie sich primär an die zuständigen Gesundheitsbehörden, diese helfen Ihnen gerne weiter. Zudem können Sie Informationen über den direkten Internetlink der EU-Gesundheitsbehörden recherchieren: www.gapinto.de/gesundheitsamt

Wissenswertes:

- Anwendbare Desinfektionsmittel: Isopropyl-Alkohol in mindestens 70% Konzentration

- Die Liste des Robert-Koch-Instituts finden Sie im Internet unter: www.rki.de/Hilfe/Suche.htm

- Die DGMH-Liste erhalten Sie bei den Gesundheitsbehörden.

- In Deutschland gilt für alle Gewerbebetreibenden die Hygieneschutzverordnung von 2001; hier finden sich alle Regelungen, welche Maßnahmen ein Dienstleister zu ergreifen hat, um Kunden und Mitarbeiter vor einer Ansteckung mit

Krankheitserregern zu schützen. Als Betreiber eines Nagelstudios müssen Sie sich daher genau informieren, welche Vorschriften in Ihrer Region und damit für Sie gelten.

- Ein sauberes Studio ist noch nicht frei von Bakterien! Bei zusätzlicher Desinfektion werden Mikroorganismen abgetötet. Bakterielle Sporen werden erst bei einer Sterilisation beseitigt.

- Um Feilen und anderes Werkzeug korrekt zu desinfizieren, muss zunächst die Gebrauchsanleitung der Desinfektionslösung genau gelesen werden, um ein richtiges Vorgehen einzuhalten. Testen Sie ob Ihre Feilen ein Desinfektionsbad aushalten, oder ob Sie besser mit einem Desinfektionsspray vorgehen. Falls eine Feile mit Blut in Berührung gekommen ist, muss sie gemäß der Hygieneordnung entsorgt werden – dabei ist es ratsam die Feile zur Entsorgung zusätzlich in einen Plastikbeutel zu geben.

- Hygiene ist Vertrauenssache: Ihr Studio sollte sichtbare Sauberkeit ausstrahlen, Sie und Ihr Personal Fachkompetenz und Hygienebewusstsein beherrschen. So geben Sie Ihren Kunden das Gefühl bei Ihnen in guten Händen zu sein. Durch Fernsehen und Presse erfährt man immer wieder wie gefährlich und verbreitet, z.B. Aids, Hepatitis, Pilze und Bakterien sind.

- Hepatitis = Leberentzündung (Viren)
- Aids = Immundefekt (HIV-Virus)
- Bakterien = Kleinstlebewesen (Kokken, Stäbchen, Spirillen)
- Pilze = nicht alle sind schädlich

- Daher ist es notwendig, ein gutes Grundwissen über Hygienemaßnahmen zu haben und diese auch zu praktizieren. Befolgen Sie stets die behördlichen Anforderungen, so sind Sie und Ihre Kunde geschützt.

DER SIEGER

**DER SIEGER HAT IMMER EIN ZIEL
DER SIEGER SAGT: ICH SCHAFFE ES
DER SIEGER FINDET FÜR JEDES PROBLEM
EINE LÖSUNG**

SEI EIN SIEGER!